JN137337

中医婦科学基礎

主編
吉富 博樹

編者
大谷 泰彦／國武 直人
黒川 陽子／佐々木 勇二
七田 彰子／武田 千晴
德永 修／安田 さやか
渡辺 喜美江／渡辺 翔子

編著
春林軒中醫學研究會

序　文

　女性の病は七情によって生じるといわれ、心の病であるとされ治しにくいものと言われています。

　中医学では婦人科は月経、帯下、妊娠、産後、雑病に分類されこの分類は日本の漢方でも同じように分類されていました。

　疾病の要素は六淫と七情によって傷ることが多く、またこれらは気血によって容易に損傷させてしまうために中医学では、弁証を正確にする必要があります。その為には問診がとても大切になります。

　菅野宏信は問診を正確にすることにより弁証論治がでてくるとよく言っておりました。此処に問診の一部をのせてみます。

　主訴の段階で処理できないことは少なくありません。主訴の性質や程度、主訴が悪化する条件、軽減する条件などを問い合わせてもよく解らない事があります。このような場合に現在の症状を確認することで弁証を容易にしていくことがあります。また主訴の段階で早とちりをしないように、現状で再確認することが大切です。

　勿論主訴のみで弁証論治が出来るわけがありません。素体を充分見極めて治法を決定しなければ単なる標治法のみに終始してしまうことになります。平素からの症状を把握することで素体を見いだすことが出来ます。

　単純な病理によって病気は形成される事はないので問診を取るときに方向を間違えないようにとよく言われたことを思い出します。

　婦人病は特にいろいろの要因があり、正確に問診することにより弁証論治に導かれていくと思って患者に接することがなによりも大切な事ではないでしょうか。

相模原漢方研究会主宰　菅野 槇子

自　序

　　忘れられない症例があります。他の用件で来店された婦人が店頭で涙を流されています。尋ねると劇烈な生理痛で涙が出るほどの腹痛。早速問診させていただき実寒証と辨證し、少量の呉茱萸湯をお湯で溶かして服薬指導を行いました。一口飲み込む毎に疼痛が緩和され、お腹の温まりと共に疼痛が劇的に消失して喜ばれました。その後漢方薬の大ファンになられています。

　　中医婦人科学は、後漢張仲景の著した《金匱要略》には、既に「婦人妊娠」・「婦人産後」・「婦人雑病」の三篇に分けられ、それら診断と三十種を越える処方が収載され明確に説明されています。その後、約二千年に及ぶ中医学の発展と倶に婦人科学の発展もあります。明清代における完成度は高く、《景岳全書》婦人規、《醫宗金鑑》婦科心法要訣、《傅青主女科》、《沈氏女科輯要》等の婦人科専門書に見ることが出来ます。筆者は、中医学を故菅野宏信先生に師事し現在に至ります。上海中医薬大学附属曙光医院の孫卓君婦人科教授の外来診療には幾度も足を運び中医診療の実際を学ばせていただきました。この中医婦人科学基礎の出版は、私の薬局で研修を終えた渡辺翔子さんが記念に論文を翻訳した事から始まりました。これを軸として、私の学友と学ぶ春林軒中醫學研究會の講義資料として製作しました。より良い実用書とするために師のノートを参考に肉付けし、方剤については出典と参考資料として《勿誤藥室方函口訣》から引用し掲載しました。また、専門用語の解説を巻末に入れています。私の主観が入らないように翻訳は意訳をせず読み下しとしています。

　　婦人科の診断においても、四診合参により行う。これは中医診断学の基本ですが、患者の主訴に対する診断がなされず結果として治らないという結末に至り、体質改善には時間を要す等という様な本来の目的を逸脱して説明している話をよく聞きます。師の講義では問診の方法について丁寧に解説されていまし

た。初学者の私達に安易な舌診や、出来もしない脈診を禁じ、徹底的に問診にてのみ確認を行う診断方法を伝授されました。例えば、その舌証は主証を反映しているとは限らず、客証が強く出ているかもしれないからです。また主訴とは全く違う別証を強く反映させているかもしれないからです。特に婦人科疾患は主訴が婦人科に特化しているので診断方法を学びやすいかもしれません。カルテは白紙を用い主訴に関係する項目を記載していきます。間違っても頭から足の先まで聞いて、主訴と関係のない事を混同して、何を治すために、何を問診しているのか分からなくならないようにしなければなりません。例えば、主訴が生理痛であって治したのは主訴とは全く関係のない頭痛であったり、胃痛だったり、これでは本末転倒になってしまいます。本書には、婦人科専用の問診票を記載しました。上記をよく理解した上でご使用いただければ幸いです。冒頭の実例も含め、私は師菅野宏信先生のお教え通りにして漢方薬の素晴らしい効果を実感しております。本書が婦人科疾患で悩まれる多くの方々を救われる一書になるように祈っています。

　最後になりましたが、師菅野宏信先生のご冥福をお祈りするとともに御霊前に献呈して御礼の意といたします。

水俣市 吉富薬局にて　**吉富 博樹**

― 目 次 ―

序文　菅野 槇子 ・・・・・・・・・・・・・・・・・・・ 3
自序 ・・・・・・・・・・・・・・・・・・・・・・・・・ 5

婦科専門問診票 ・・・・・・・・・・・・・・・・・・・・ 13
菅野宏信先生　疼痛分類 ・・・・・・・・・・・・・・・・ 15
経行の辨証論治　早見表 ・・・・・・・・・・・・・・・・ 15

第一節　月経病 ・・・・・・・・・・・・・・・・・・・・ 17
　　一、月経先期 ・・・・・・・・・ 17
　　二、月経后期 ・・・・・・・・・ 21
　　三、月経先后無定期 ・・・・・・ 26
　　四、経期延長 ・・・・・・・・・ 28
　　五、経間期出血 ・・・・・・・・ 30
　　六、月経過多 ・・・・・・・・・ 32
　　七、月経過少 ・・・・・・・・・ 35

第二節　崩漏 ・・・・・・・・・・・・・・・・・・・・・ 39
第三節　閉経 ・・・・・・・・・・・・・・・・・・・・・ 43
第四節　痛経 ・・・・・・・・・・・・・・・・・・・・・ 47
第五節　経行発熱 ・・・・・・・・・・・・・・・・・・・ 59
第六節　絶経前後諸証 ・・・・・・・・・・・・・・・・・ 61
第七節　帯下病 ・・・・・・・・・・・・・・・・・・・・ 65
第八節　妊娠病 ・・・・・・・・・・・・・・・・・・・・ 73
　　一、悪阻 ・・・・・・・・・・・ 73
　　二、妊娠腹痛 ・・・・・・・・・ 76
　　三、異位妊娠 ・・・・・・・・・ 78
　　四、胎漏、胎動不安 ・・・・・・ 80

　　　　五、子癇・・・・・・・・・・・・・・　83

第九節　産後病・・・・・・・・・・・・・・　87
　　　　一、産後発熱・・・・・・・・・・・　87
　　　　二、産後身痛・・・・・・・・・・・　90
　　　　三、悪露不絶・・・・・・・・・・・　92
　　　　四、缺乳・・・・・・・・・・・・・　93

第十節　婦人科雜病・・・・・・・・・・・・　97
　　　　一、不妊症・・・・・・・・・・・・　97
　　　　二、周期療法・・・・・・・・・・・　102
　　　　三、癥瘕・・・・・・・・・・・・・　110
　　　　四、婦人腹痛・・・・・・・・・・・　113
　　　　五、陰痛・・・・・・・・・・・・・　114
　　　　六、陰痒・・・・・・・・・・・・・　118
　　　　七、陰挺（子宮脱）・・・・・・・・　118
　　　　八、嫁痛（性交痛）・・・・・・・・　119
　　　　九、交接出血（性交出血）・・・・・　120

婦科常用方剤・・・・・・・・・・・・・・・　123
用語解説・・・・・・・・・・・・・・・・・　217

── 婦科常用方剤 目次 ──

[あ]

安宮牛黄丸 ・・・・・・・・・・・ 123
安衝湯 ・・・・・・・・・・・・・ 124
安中散 ・・・・・・・・・・・・・ 124
毓麟珠 ・・・・・・・・・・・・・ 125
一貫煎 ・・・・・・・・・・・・・ 126
茵陳蒿湯 ・・・・・・・・・・・・ 128
右帰飲 ・・・・・・・・・・・・・ 129
右帰丸 ・・・・・・・・・・・・・ 130
烏薬湯 ・・・・・・・・・・・・・ 131
烏薬順気飲 ・・・・・・・・・・・ 131
温経湯 ・・・・・・・・・・・・・ 131
温経湯 ・・・・・・・・・・・・・ 132
温清飲 ・・・・・・・・・・・・・ 133
温胞飲 ・・・・・・・・・・・・・ 133
温腎丸 ・・・・・・・・・・・・・ 134
黄耆桂枝五物湯 ・・・・・・・・・ 134
黄耆建中湯 ・・・・・・・・・・・ 135

[か]

開鬱種玉湯 ・・・・・・・・・・・ 135
艾附暖宮丸 ・・・・・・・・・・・ 136
加減一陰煎 ・・・・・・・・・・・ 136
膈下逐瘀湯 ・・・・・・・・・・・ 137
加味帰脾湯 ・・・・・・・・・・・ 139
加味逍遙散 ・・・・・・・・・・・ 139
加味逍遙散 ・・・・・・・・・・・ 140
加味補中益気湯 ・・・・・・・・・ 141
乾薑人参半夏丸 ・・・・・・・・・ 142
完帯湯 ・・・・・・・・・・・・・ 143
耆帰建中湯 ・・・・・・・・・・・ 143
帰芍地黄湯 ・・・・・・・・・・・ 143
帰腎丸 ・・・・・・・・・・・・・ 144
橘皮竹茹湯 ・・・・・・・・・・・ 144
帰脾湯 ・・・・・・・・・・・・・ 145
芎帰膠艾湯 ・・・・・・・・・・・ 146
姜黄散 ・・・・・・・・・・・・・ 147
袪風定痛湯 ・・・・・・・・・・・ 147
挙元煎 ・・・・・・・・・・・・・ 147
金鎖固精丸 ・・・・・・・・・・・ 148
苦散 ・・・・・・・・・・・・・・ 148
啓宮丸 ・・・・・・・・・・・・・ 148
桂枝加龍骨牡蠣湯 ・・・・・・・・ 149
桂枝人参湯 ・・・・・・・・・・・ 149
桂枝茯苓丸 ・・・・・・・・・・・ 150
荊穂四物湯 ・・・・・・・・・・・ 151
血府逐瘀湯 ・・・・・・・・・・・ 151
建理湯 ・・・・・・・・・・・・・ 154
香砂六君子湯 ・・・・・・・・・・ 154
交泰丸 ・・・・・・・・・・・・・ 154
香棱丸 ・・・・・・・・・・・・・ 155
固陰煎 ・・・・・・・・・・・・・ 155

牛黄清心丸 ・・・・・・・・・ 155
牛膝散 ・・・・・・・・・・・ 156
呉茱萸湯 ・・・・・・・・・・ 156
固本止崩湯 ・・・・・・・・・ 157
五味消毒飲 ・・・・・・・・・ 157

[さ]

柴胡疎肝散 ・・・・・・・・・ 158
清経散 ・・・・・・・・・・・ 159
左帰飲 ・・・・・・・・・・・ 159
左帰丸 ・・・・・・・・・・・ 159
四君子湯 ・・・・・・・・・・ 160
滋血湯 ・・・・・・・・・・・ 161
止帯方 ・・・・・・・・・・・ 161
至宝三鞭丸 ・・・・・・・・・ 161
四物湯 ・・・・・・・・・・・ 162
失笑散 ・・・・・・・・・・・ 162
瀉心湯 ・・・・・・・・・・・ 163
十全大補湯 ・・・・・・・・・ 164
寿胎丸 ・・・・・・・・・・・ 165
小営煎 ・・・・・・・・・・・ 165
上下相資湯 ・・・・・・・・・ 166
小建中湯 ・・・・・・・・・・ 166
小半夏加茯苓湯 ・・・・・・・ 167
少腹逐瘀湯 ・・・・・・・・・ 168
逍遙散 ・・・・・・・・・・・ 169
生脈散 ・・・・・・・・・・・ 170
腎気丸 ・・・・・・・・・・・ 171
腎気丸 ・・・・・・・・・・・ 200

真武湯 ・・・・・・・・・・・ 172
参附湯 ・・・・・・・・・・・ 173
参苓白朮散 ・・・・・・・・・ 174
生化湯 ・・・・・・・・・・・ 176
清骨滋腎湯 ・・・・・・・・・ 176
清経散 ・・・・・・・・・・・ 176
清肝止淋湯 ・・・・・・・・・ 177
清心蓮子飲 ・・・・・・・・・ 178
清熱調血湯 ・・・・・・・・・ 179
生地黄散 ・・・・・・・・・・ 179
聖愈湯 ・・・・・・・・・・・ 180
折衝飲 ・・・・・・・・・・・ 180
宣鬱通経湯 ・・・・・・・・・ 180
川楝湯 ・・・・・・・・・・・ 181
増液湯 ・・・・・・・・・・・ 181
蒼附導痰丸 ・・・・・・・・・ 182
雙和湯 ・・・・・・・・・・・ 182

[た]

大黄牡丹皮湯 ・・・・・・・・ 183
胎元飲 ・・・・・・・・・・・ 184
泰山盤石散 ・・・・・・・・・ 184
大補元煎 ・・・・・・・・・・ 185
脱花煎 ・・・・・・・・・・・ 186
地黄丸 ・・・・・・・・・・・ 186
逐瘀止血湯 ・・・・・・・・・ 189
通乳丹 ・・・・・・・・・・・ 190
定経湯 ・・・・・・・・・・・ 190
天王補心丹 ・・・・・・・・・ 191

当帰飲子 ・・・・・・・・・・・・ 192
當歸建中湯 ・・・・・・・・・・ 192
當歸地黃飲 ・・・・・・・・・・ 193
當歸四逆湯 ・・・・・・・・・・ 193
当帰芍薬散 ・・・・・・・・・・ 193
桃紅四物湯 ・・・・・・・・・・ 194
導痰湯 ・・・・・・・・・・・・・ 194
独活寄生湯 ・・・・・・・・・・ 195

[な]

内補丸 ・・・・・・・・・・・・・ 196
二陳湯 ・・・・・・・・・・・・・ 196
二仙湯 ・・・・・・・・・・・・・ 197
二至丸 ・・・・・・・・・・・・・ 197
人参養榮湯 ・・・・・・・・・・ 198

[は]

破証奪命丹 ・・・・・・・・・・ 198
麥門冬湯 ・・・・・・・・・・・ 199
祕精丸 ・・・・・・・・・・・・・ 201
伏龍肝湯 ・・・・・・・・・・・ 202
附子理中湯 ・・・・・・・・・・ 202
補陰煎 ・・・・・・・・・・・・・ 202
補中益気湯 ・・・・・・・・・・ 203
補陽還五湯 ・・・・・・・・・・ 209

[や]

約陰丸 ・・・・・・・・・・・・・ 210
養精種玉湯 ・・・・・・・・・・ 210

[ら]

六君子湯 ・・・・・・・・・・・ 211
龍胆瀉肝湯 ・・・・・・・・・・ 212
龍胆瀉肝湯 ・・・・・・・・・・ 213
両地黄湯 ・・・・・・・・・・・ 214
羚角釣藤湯 ・・・・・・・・・・ 214
六味丸加黄柏知母方 ・・・・・・ 188

婦科専門問診票

氏名：　　　　　　　　　生年月日：　　　　　　年齢：　　　　　　既婚・未婚
住所：
携帯電話番号：

お答え出来る範囲でかまいません。
【基礎確認】
1、初潮年齢　　　歳　　　　　　　　　2、現在月経は　正常　異常　不安定　ない
3、現在まで妊娠　有・無　　出産　有・無
【月経の確認】
4、月経周期　28日より　いつも・時に　　日早い・遅い・早くなったり遅くなったり
5、月経期（出血期間）　日
6、出血量　最近多くなった・最近少なくなった・最近多くなったり少なくなったり
　　　　　量の変化を図示　0 1 2 3 4 5 6 7 8
7、出血の色　淡紅・深紅・鮮紅・暗紅・淡褐色・褐色・暗褐色・墨・黒
8、出血に混在　大きな血塊　小さな血塊　大小血塊　粘液
9、出血の性質　稀薄・粘稠・普通・分からない・不快臭を感じる
【月経痛の確認】
10、月経痛　有・無　下腹部・腰部・頭痛・乳房痛・脇痛・その他（　　　　　　　　）
11、10の発生はいつですか？　月経前・月経始まり・月経中期・月経終わり・月経後
12、痛み方　撫でていたい・触りたくない・軽く押す・強く押す・叩く
13、疼痛時は、疲労感がある・疲労感はない・冷える・火照る・汗ばむ
　　　横になりたい・寝ていたい・じっとしていられない・ソワソワする
14、同時に発生する症状（　　　　　　　　　　　　　　　　　　　　　　　　）
15、悪化する原因　寒冷・曇天・睡眠不足・疲労・起床時・（　　　　　　　　　）
16、好転する原因　入浴時・横になる・睡眠・日中・（　　　　　　　　　　　）
【月経以外の出血】
17、月経が止まりにくい・排卵出血・月経前出血・出血が止まらない
【帯下の確認】
18、帯下　有・無　排卵期以外の有・無
19、帯下の色　無色・白色・黄色・緑色・赤色　特徴（　　　　　　　　　　　）
20、帯下の臭気　有・無
【その他】
21、婦人科に関するお悩みがあればお書き下さい
（　　　　　　　　　　　　　　　　　　　　　　　　　　　　　　　　　　）
【体調確認】
食欲：　有・無・変化あり　疲れると食欲減退　食後に眠い
大便：　下利・軟便・便秘　　小便：　頻尿・遠い・夜間尿・出にくい・失禁
日常ストレスを感じる　疲労感を感じる　頭痛　肩凝り　不眠

菅野宏信先生　疼痛分類

疼痛	実証(拒按)	虚証(喜按)
掣痛(せいつう)・牽引痛(けんいんつう)	実寒、寒湿	血虚、陰虚
疠痛(こうつう)・絞痛(こうつう)	実寒、寒湿、湿痰、寒痰、血瘀	陽虚
痠痛(さんつう)・酸痛(さんつう)	湿邪、血瘀	気虚、血虚、陽虚、気血両虚
重痛(じゅうつう)	寒湿、湿熱、痰湿	虚証の全て
脹痛(ちょうつう)	気滞、実熱、実寒、痰飲	陰虚
刺痛(しつう)	血瘀、実寒、実熱	血虚、陰虚火旺
拍動痛(はくどうつう)	血瘀、実熱、実熱	気血両虚
綿綿痛(めんめんつう)		虚証の全て
鈍痛(どんつう)・隠痛(いんつう)	痰飲、気滞	気虚、血虚、陽虚
麻木疼痛(まぼくとうつう)		血虚
竄痛(ざんつう)	風邪、気滞	
空痛(くうつう)		腎虚、陽虚、陰虚、血虚
冷痛(れいつう)	実寒	陽虚、真熱仮寒
灼痛(しゃくつう)	実熱	陰虚火旺

経行の辨証論治　早見表

辨証		周期	量	色	質
熱証	実熱	経行先期	多	鮮紅、紫紅	粘稠
	虚熱	経行先期	少	紅	粘稠
	鬱熱	経行先期	或多或少	深紅或紫紅	粘稠
寒証	実寒	経行後期	少	紫黯或黯紅	正常有血塊
	陽虚	経行後期	少	暗淡	稀薄
虚証	脾虚	経行先期或経行後期	不定	淡紅	稀薄
	腎虚	経行先期或経行後期	不定	暗淡	稀薄
	血虚	経行後期	少	淡紅	稀薄
	気虚	経行先期	多	淡紅	稀薄
	陰虚	経行後期	少	深紅或紫紅	粘稠
実証	血	経行後期	少	紫黯	有血塊
	湿痰	経行後期	少	暗褐色	粘稠
	気鬱	経行先期或経行後期	或多或少	正常或黯或紅或粘或有血塊	時粘稠

第一節　月経病

　月経病は、月経周期、経期、経量、経色、経質の異常、或いは月経周期に伴った随伴症状、或いは閉経前後に出現する明確な症状をいう。月経病は、寒熱湿の実邪の侵襲、内傷七情、生活や体質の素因、臓腑の機能低下により血気不和から衝任二脈(しょうにん)の損傷が腎－天癸(てんき)－衝任－胞宮に及ぶことが主要な病因病機である。月経病の診断の多くは、主証に基づき、主要症状により命名されている。月経病の辨証は、月経期、量、色、質の異常及び月経周期に伴う随伴症状或いは閉経前後に出現する症状を重点的に、また同時に全身証候を結合させて四診八綱を進め総合的に分析する。月経病の治療原則は、一に「調経の本治を重点に、補腎、扶脾、疏肝、気血の調整、衝任の調整」などを以って治療する。二に「新病と旧病を分けること」を論治の原則とする。三に「急は其の標を治す、緩は則ち其の本を治す」に基づいて対応する。

一、月経先期

　月経周期が1回に7日以上、甚だしければ10数日早まり、連続して2周期以上のものを「月経先期」また「経期超前」「経行先期」「経早」「経水不及期」等と称される。

【病因病機】　気虚：衝任(しょうにん)不固、経血失統。
　　　　　　　血熱：衝任は熱傷し、血に迫り下行する。

【診断】　月経が早期して、周期が21日より早まり、2周期以上続き、経期は基本的に正常である。

【辨証論治】

1、気虚証

(1) 脾気虚証

主証：月経先期、経血量多く、色淡紅、質清稀、
　　　神疲肢倦、気短懶言、小腹が空墜し、食少便溏、舌淡紅、苔薄白、脈細弱。

治法：補脾益気、摂血調経

方薬：補中益気湯《脾胃論》P203
　　　　人参　黄耆　甘草　白朮　当帰　陳皮　升麻　柴胡
　　　毎日1剤、水煎服、分2次服用。

【参考：辨証論治】

脾気虚証

主証：月経先期、経量或多或少、色淡質清稀、
　　　面色蒼白或萎黄、疲倦乏力、或いは倦怠嗜臥、気短懶言、食少、便溏、
　　　脘腹脹満。

方薬：補中益気湯《脾胃論》P203
　　　　人参　黄耆　甘草　白朮　当帰　陳皮　升麻　柴胡

　　　帰脾湯《校註婦人良方》P145
　　　　人参　黄耆　白朮　炙甘草　当帰　龍眼肉　茯神　遠志　酸棗仁

　　　※月経量が多い場合　加仙鶴草

(2) 腎気虚証

主証：月経先期、経量、或いは多、或いは少、色淡黯、質清稀、腰膝酸軟、頭暈耳鳴、面色晦黯、或いは黯斑有り、色淡黯、苔白潤、脈沈細。

治法：補益腎気、固衝調経。

方薬：固陰煎《景岳全書》P155
　　　　兔絲子　熟地黄　山茱萸　人参　山薬　炙甘草　五味子　遠志
　　　毎日1剤、水煎服、分2次服用。

【参考：辨証論治】

腎気不固証

主証：月経先期、量或いは多、或いは少、色暗淡、質清稀。

　　　　腰膝酸軟、夜間多尿。
方薬：帰腎丸《景岳全書》P144
　　　熟地黄　山薬　山茱萸　茯苓　當帰　枸杞子　杜仲　兔絲子
　　　至宝三鞭丸《新編中成薬手冊》　P161　少量
　　　　鹿鞭　海狗鞭　蛤蚧　海馬　廣狗鞭　鹿茸　人参　青花桂　沈香　龍骨　覆盆子
　　　　補骨脂　桑螵蛸　兔絲子餅　遠志　淫羊藿　蛇床子　牛膝　川椒　白芍　當帰
　　　　冬朮　茯苓　杜仲炭　甘草　何首烏　肉蓯蓉　狗脊　芡実　黄耆　巴戟天
　　　　生地黄　熟地黄　澤瀉　黄檗　小茴香　牡丹皮　九節菖蒲　山薬　甘松

2、血熱証

　（1）陽盛血熱証

主証：月経先期、量多、色深紅、或いは紫紅質粘稠、
　　　心煩(しんぱん)を伴い、面紅口乾、小便短黄、大便燥結、舌質紅、苔黄、脈細或い
　　　は細滑。

治法：清熱涼血調血

方薬：清経散《傅青主女科》P176
　　　　牡丹皮　地骨皮　白芍　熟地黄　青蒿　黄柏　茯苓
　　　毎日1剤、水煎服、分2次服用。

【参考：辨証論治】

　血熱陽盛証

主証：月経先期、量多、色鮮紅、或いは紫紅、質粘稠、或いは臭穢(しゅうあい)、
　　　面紅脣赤、心煩口渇、怕熱、便秘、尿赤。

方薬：清経散《傅青主女科》P176
　　　　牡丹皮　地骨皮　白芍　熟地黄　青蒿　黄柏　茯苓
　　　　※経量が多い場合は、去茯苓　大便秘結の場合は、加大黄
　　　　（代用：瀉心湯《傷寒論》P163　合四物湯《太平恵民和剤局方》P162）

　（2）陰虚血熱証

主証：月経先期、量少或いは量多、色紅、質稠。

或いは両顴潮紅、手足心熱、咽干口燥、舌質紅、苔少、脉細数。

治法：両地湯《傅青主女科》P214

　　　生地黄　地骨皮　玄参　麦冬　阿膠　白芍

　　毎日1剤、水煎服、分2次服用。

【参考：辨証論治】

　陰虚血熱証

主証：月経先期、量少、色紅、無塊、質稠（虚証でべた付くのは陰虚のみ）、両顴潮紅、手足煩熱、心煩不寐、口干、盗汗、経行時悪化。

方薬：両地黄湯《傅青主女科》P214

　　　生地黄　地骨皮　玄参　麦冬　阿膠　白芍

　　小地黄散《素問病機氣宜保命集》P179

　　　生地黄　熟地黄　枸杞子　地骨皮　天門冬　黄耆　芍薬　甘草　黄芩

　　左帰丸《景岳全書》P159

　　　熟地黄　山薬　山茱萸　菟絲子　枸杞子　鹿角膠　龜板　牛膝

(3) 肝鬱血熱証

主証：月経先期、量或いは多、或いは少、経色深紅、或いは紫紅、色稠、経行不暢、或いは血塊有り、或いは少腹脹痛、或いは胸悶肋脹、或いは乳房脹痛、或いは心煩易怒、口苦咽干、舌紅、苔薄黄、脉弦数。

治法：疏肝清熱、凉血調経。

方薬：加味逍遥散《医学心悟》P140

　　　牡丹皮　梔子　当帰　白芍　柴胡　白朮　茯苓　煨姜　薄荷　炙甘草

　　毎日1剤、水煎服、分2次服用。

【参考：辨証論治】

　肝鬱化火証

主証：月経先期、量或いは多、或いは少、経色深紅、或いは紫赤、粘稠、経行不暢、或いは血塊有り、兼ねて経前乳房脹痛有り、脇肋脹満、小腹脹満、或いは精神抑鬱、心煩易怒、口苦口渇。

方薬：加味逍遙散《醫學心悟》P140

牡丹皮　梔子　当帰　白芍　柴胡　白朮　茯苓　煨姜　薄荷　炙甘草

　加味帰脾湯《濟生全書》P139

　　人参　黄耆　白朮　炙甘草　当帰　龍眼肉　茯神　遠志　酸棗仁　梔子　柴胡

3、血瘀証

【参考：辨証論治】

　瘀血阻滯証

主証：月経先期、量少、或いは淋漓不暢、色黯血塊有り、小腹満痛而拒按、血塊排出後疼痛軽減。

方薬：桃紅四物湯《醫宗金鑑》P194

　　桃仁　當歸　赤芍　紅花　川芎　生地黄

　少腹逐瘀湯（血寒凝滯）《醫林改錯》P168

　　小茴香　肉桂　乾姜　當歸　赤芍　蒲黄　五靈脂　延胡索　川芎　没薬

　折衝飲《産論》P180

　　牡丹皮　川芎　芍薬　桂枝　桃仁　當歸　延胡索　牛膝　紅花

【予後】　治癒しやすい。失治、誤治は崩漏を引き起こす事がある。

【予防養生】

(1)飲食の節制。肥甘、生冷、辛燥の食品の過食は不適である。脾胃の損傷を防ぐ。

(2)精神状態を調えて肝脾の損傷を防ぐ。

(3)適度な労働と休息。経期は過度の疲労と運動は不適である。脾気を損傷しないようにする。

(4)節度ある性生活で精血の損傷を防ぐ。

二、月経后期

　月経周期が７日以上遅れ、しかも連続して２周期以上続き、甚だしければ三

～五ヶ月に一回に至る者を「月経後期」「月経延后」「月経落后」「経遅」と称する。

【病因病機】 腎虚、血虚、虚寒、精虧血少、衝任不統により、血海が予定通りに満溢出来ない。

　血寒、気滞、血行不揚により、衝任を塞ぎ血海が予定通りに満溢出来ない。

【診断】 月経周期が延期し７日以上、しかも連続して２周期以上。甚だしければ３～５ヶ月に１回。

【辨証論治】

1、腎虚証

主証：月経延后、量少、色黯淡、質清稀、或いは帯下清稀、
　　　腰膝酸軟（ようしつさんなん）、頭暈耳鳴、面色晦暗（かいあん）、或いは面部黯斑（あんはん）、舌淡、苔薄白、脉沈細。

治法：補腎養血調経

方薬：当帰地黄飲《景岳全書》P193

　　　当帰　熟地黄　山茱萸　山薬　杜仲　懐牛膝　甘草

　　毎日１剤、水煎服、分２次服用。

【参考：辨証論治】

　腎陰虚証

主証：月経後期、量少、色質正常、或いは深紅、或いは紫紅、或いは質粘稠、
　　　或いは小血塊、顴紅（かんこう）、潮熱、手足煩熱、盗汗、骨蒸（こつじょう）、心煩失眠、頭暈耳鳴。

方薬：左帰丸《景岳全書》P159

　　　熟地黄　山薬　山茱萸　菟絲子　枸杞子　鹿角膠　龜板　牛膝

　　※経量多い場合は、艾葉を加う

　　　腹痛甚だしい場合は、蒲黄、五靈脂を加う

　　地黄丸《小兒藥證直訣》P186　合四物湯《太平恵民和劑局方》P162

　　　乾地黄　山茱萸　山薬　牡丹皮　茯苓　澤瀉　當歸　芍薬　川芎

2、血虚証

主証：月経延后、量少、色淡紅、質清稀、或いは小腹がじわじわ痛む。或いは
　　　頭暈目花、心悸少寐（しんぱんしょうび）、面色蒼白（そうはく）、或いは萎黄（いおう）。舌質淡紅、脉細弱。

治法：補血益気調経

方薬：大補元煎《景岳全書》P158

人参　山薬　熟地黄　杜仲　当帰　山茱萸　枸杞子　炙甘草

毎日1剤、水煎服、分2次服用。

【参考：辨証論治】

血虚証

主証：月経後期、量少、質清稀、少腹綿綿(めんめん)疼痛(とうつう)而喜(き)按(あん)、
面色蒼白(そうはく)、或いは萎黄(いおう)、眩暈、心悸失眠、或いは手足発麻(しゅそくはつま)、唇舌淡白。

方薬：大補元煎《景岳全書》P158

人参　山薬　熟地黃　杜仲　當歸　山茱萸　炙甘草

※脾虚不運、納少、大便溏の場合は、當歸を去り白扁豆、砂仁を加う

※心悸不眠の場合は、五味子、遠志を加う

※心煩、潮熱、盗汗の場合は、女貞子、旱蓮草、何首烏、地骨皮を加う

小営煎《景岳全書》P165

當歸　熟地黃　芍薬　山薬　枸杞子　炙甘草

帰脾湯《校註婦人良方》P145

人参　黃耆　白朮　炙甘草　当帰　龍眼肉　茯神　遠志　酸棗仁

3、血寒証

(1) 虚寒証

主証：月経延后(えんご)、量少、色淡紅、質清稀、小腹隠痛(いんつう)、喜暖喜按(きだんきあん)、
腰酸無力(ようさんむりょく)、小便清長、大便稀溏(きとう)。舌淡、苔白、脉沈遅、或いは細弱。

治法：扶陽袪寒調経

方薬：温経湯《金匱要略》P132

当帰　呉茱萸　桂枝　白芍　川芎　生姜　牡丹皮　法半夏　麦冬　人参　阿膠
甘草

毎日1剤、水煎服、分2次服用。

【参考：辨証論治】

陽虚証

主証：月経後期、量少、或いは正常、色黯淡、質清稀、小腹冷痛而喜按、畏寒肢冷、腰膝冷痛、或いは疲倦乏力、倦臥多寐、或いは小便清長、大便溏薄、面色㿠白。

方薬：艾附暖宮丸《沈氏尊生書》P136

　　艾葉　香附　當歸　続断　呉茱萸　川芎　白芍　黃耆　生地黃　肉桂

※小便清長、大便溏の場合は、加白朮、補骨脂

右帰飲《景岳全書》P129

　　熟地　山薬　枸杞　山茱萸　甘草　杜仲　肉桂　製附子

真武湯《傷寒論》P172　合四物湯《太平恵民和劑局方》P162

　　炮附子　生薑　白朮　白芍　炮附子　當歸　熟地黃　川芎

(2) 実寒証

主証：月経延后、量少、色黯血塊有り、小腹冷痛し拒按、熱を得れば痛み減じる、畏寒肢冷、或いは面色蒼白、舌質淡黯、苔白、脈沈緊。

治法：温経散寒調経

方薬：温経湯《證治準縄》P132

　　当帰　川芎　芍薬　肉桂　牡丹皮　莪朮　人参　甘草　牛膝

毎日1剤、水煎服、分2次服用。

【参考：辨証論治】

実寒証

主証：月経後期、量少、或いは正常、経色黯紅、質正常、血塊有り、小腹冷痛而拒按、熱を得れば痛み減じる、面色蒼白、肢冷。

方薬：姜黄散《婦人良方》P147

　　川薑黃　白芍薬　蓬莪朮　紅花　桂心　川芎　延胡索　牡丹皮　當歸

温経湯《金匱要略》P131

　　当帰　川芎　芍薬　肉桂　牡丹皮　莪朮　人参　甘草　牛膝

安中散《太平恵民和劑局方》P124　合四物湯《太平恵民和劑局方》P162

　　延胡　良姜　乾姜　茴香　肉桂　牡蠣　甘草　當歸　熟地黃　白芍　川芎

4、気滞証

主証：月経延后、量少、或いは正常、色黯紅、或いは血塊有り、小腹脹痛、或いは精神抑鬱、脇肋乳房脹痛、舌質正常、或いは紅、苔薄白、或いは微黄、脈弦或いは弦数。

治法：理気行滞調経

方薬：烏薬湯《蘭室祕藏》P131

　　　烏薬　香附　木香　当帰　甘草

毎日1剤、水煎服、分2次服用

【参考：辨証論治】

　肝鬱気滞証

主証：月経後期、量少、或いは正常、色質正常、或いは色紅、質粘稠、或いは血塊有り、小腹脹満脹痛而拒按、精神抑鬱、太息失気噫気が多い、或いは乳房脹痛。

方薬：柴胡疎肝散《雜病證治準繩》P158

　　　柴胡　青皮　川芎　芍薬　枳殼　香附子　甘草

5、痰阻証

【参考：辨証論治】

　痰阻証

主証：月経後期、量或いは多、或いは少、経血粘稠夾雑する、色淡質粘稠、平時帯下多、粘稠、
　　　咳嗽多痰、胸悶嘔悪、眩暈心悸、多寐、或いは体質肥胖。

方薬：二陳湯《太平惠民和劑局方》P196　加當歸、川芎

　　　半夏　陳皮　茯苓　炙甘草　當歸　川芎

　　　六君子湯《醫學正傳》P211　加當歸、川芎

　　　人参　白朮　茯苓　半夏　陳皮　大棗　甘草　乾生薑　當歸　川芎

６、湿痰阻滞証

【参考：辨証論治】

湿痰阻滞証

主証：月経後期、量少、或いは経閉、帯下多、粘稠、
　　　面色㿠白、形體肥胖、頭暈心悸、嘔悪、或いは多痰、胸悶。

方薬：啓宮丸《醫方集解》P148　（平陳湯合四物湯で代用）

　　　川芎　半夏　香附　蒼朮　神麴　茯苓　陳皮　甘草

　　加味補中益気湯《傅青主女科》P141

　　　白朮　茯苓　人参　黄耆　當歸　半夏　柴胡　甘草　陳皮　升麻

【予后】　予後転好。失治、誤治は閉経になる可能性がある。

【予防養生】

⑴適切な体温調節。経期や経前は冷えないようにする。

⑵飲食の節制。肥甘、生冷、辛燥の食品を食べ過ぎないようにして脾胃の損傷を防ぐ。

⑶精神状態を調えて肝脾の損傷を防ぐ。

三、月経先后無定期

　月経周期が、時に７日以上先期したり、時に延后したり、しかも連続して３周期以上の者を「月経先后無定期」または「経水先后無定期」「月経衍期」「経乱」等と称する。

【病因病機】　肝鬱、腎虚、脾虚、衝任失調により血海蓄溢を失常する。

【診断】　月経が予定通りに始まらず、７日以上早くなり或いは遅くなり、しかも３周期以上連続する者。一般に経期は正常で、経量は多くない。

【辨証論治】

１、肝鬱証

主要証候：経来先后無定期、経量多、或いは少、色黯紅、或いは紫紅、或いは血塊有り、或いは経行不暢、脇肋、乳房、小腹の脹痛、胸悶不

舒、時にため息、ゲップが出て食少、苔薄白或いは薄黄、脈弦。

治法：疏肝理気調経

方薬：逍遙散《太平恵民和剤局方》P169

　　　柴胡　白朮　茯苓　当帰　白芍　薄荷　煨姜　炙甘草

　　毎日1剤、水煎服、分2次服用。

2、腎虚証

主証：経行或いは先、或いは后、量少、色淡黯、質清、

　　　或いは腰骶酸痛、或いは頭暈耳鳴、舌淡苔白、脈細弱。

治法：補腎調経

方薬：固陰煎《景岳全書》P155

　　　兎絲子　熟地黄　山茱萸　人参　山薬　炙甘草　五味子　遠志

　　毎日1剤、水煎服、分2次服用。

【参考：辨証論治】

　腎気虧虚証

主証：経行先後無定期、量少色黯淡色稀、帯下清稀量多、

　　　腰膝酸軟、小便頻数清長、或いは尿後に余り、瀝して盡さず、或いは夜間尿多。

方薬：帰腎丸《景岳全書》P144

　　　熟地黄　山薬　山茱萸　茯苓　當歸　枸杞子　杜仲　兎絲子

　　右帰丸《景岳全書》P130

　　　熟地黄　山薬　山茱萸　枸杞子　鹿角膠　兎絲子　杜仲　當歸　肉桂　附子

　　左帰丸《景岳全書》P159

　　　熟地黄　山薬　山茱萸　枸杞子　川牛膝　兎絲子　鹿角膠　龜版膠

　　至宝三鞭丸《新編中成葯手冊》P161

　　　鹿鞭　海狗鞭　蛤蚧　海馬　廣狗鞭　鹿茸　人参　青花桂　沈香　龍骨

　　　覆盆子　補骨脂　桑螵蛸　兎絲子餅　遠志　淫羊藿　蛇床子　牛膝　川椒

　　　白芍　當歸　冬朮　茯苓　杜仲炭　甘草　何首烏　肉蓯蓉　狗脊　芡実

　　　黄耆　巴戟天　生地黄　熟地黄　澤瀉　黄檗　小茴香　牡丹皮　九節菖蒲

　　　　　山薬　甘松

3、脾虚証

主証：経行、或いは先期し、或いは后期し、量多、色淡質稀、神倦乏力、脘腹脹満、納呆食少、舌淡、苔白、脈緩。

治療：補脾益気、養血調経。

方薬：帰脾湯《校註婦人良方》P145

　　　人参　黄耆　白朮　炙甘草　当帰　龍眼肉　茯神　遠志　酸棗仁　木香

　　毎日1剤、水煎服、分2次服用。

【参考：辨証論治】

　脾胃虚弱証

主証：経行先後無定期、量或いは多、或いは少、色淡紅、質清稀、面色萎黄、或いは蒼白、四肢倦怠、少気懶言、食少、或いは食後嗜眠、大便溏。

方薬：帰脾湯《校註婦人良方》P145　（量少の場合）

　　　人参　黄耆　白朮　炙甘草　当帰　龍眼肉　茯神　遠志　酸棗仁　木香

　　　参苓白朮散《太平惠民和剤局方》P174　（量多の場合）

　　　蓮子肉　薏苡人　縮砂仁　桔梗　白扁豆　白茯苓　人参　甘草　白朮　山薬

【予后】　時期を逃さず治療すれば治癒する事が出来る。出来なければ崩漏や閉経になる可能性がある。

【予防養生】

⑴精神状態を調え、肝の疏泄作用を順調にしておく。

⑵飲食の節制。肥甘、生冷、辛燥の食品の過食にならないようにして脾胃の損傷を防ぐ。

四、経期延長

　月経周期は基本的に正常で、経行期間が7日を超え、甚だしい場合は淋漓と

して半月も止まらないものを称して「経期延長」また「月水不断」「経時延長」等と称する。

【病因病機】
(1)気虚：衝任が経血を制約出来ない。
(2)虚熱：迫血妄行。
(3)血瘀：衝任瘀阻、血が経に帰らず。

【診断】 経行期間が7日以上で、甚だしければ半月止まらず、月経周期は基本的に正常である。

【辨証論治】

1、気虚証

主証：経期延長、量多、色淡、質稀、
　　　倦怠乏力、気短懶言、小腹空墜、面色淡白、舌淡、苔薄、脈緩弱。

治法：補気摂血、固衝調血。

方薬：挙元煎《景岳全書》P147　加阿膠　炒艾葉　烏賊骨
　　　　人参　黄耆　白朮　升麻　炙甘草　阿膠　炒艾葉　烏賊骨
　　　毎日1剤、水煎服、分2次服用。

2、虚熱証

主証：経期延長、量少、色鮮紅、質稠、
　　　咽乾口燥、或いは潮熱顴紅、或いは手足心熱、舌紅苔少、脈細弱。

治法：養陰清熱止血。

方薬：両地黄湯《傅青主女科》P214　合二至丸《醫便》P197　加四烏賊骨一藘茹丸《素問》
　　　　生地黄　地骨皮　玄参　麦冬　阿膠　白芍　女貞子　墨旱蓮　烏賊骨　茜草
　　　毎日1剤、水煎服、分2次服用。

3、血瘀証

主証：経行延長、量或いは多、或いは少、経色紫黯、血塊有り、
　　　経行小腹疼痛、拒按、舌質紫黯、或いは瘀点有り、脈弦渋。

治法：活血祛瘀止血。
方薬：桃紅四物湯《醫宗金鑑》P194　合失笑散《太平惠民和劑局方》P162
　　　桃仁　紅花　当帰　熟地黄　白芍　川芎　蒲黄　五靈脂　益母草　茜草
　　　毎日1剤、水煎服、分2次服用。

【予后】　予后は一般的に良好
【予防養生】
(1)生理中は体力を使う労働や激しい運動を避ける。
(2)外陰部を清潔に保つ。
(3)精神状態が乱れないようにする。

五、経間期出血

　生理と生理の間、則ち排卵時に、周期的に出現する少量の性器出血を経間期出血と称す。
【病因病機】
(1)腎陰虚：陽気内動し、陽気陰に乗じ、血に迫り妄行する。
(2)脾気虚：陽気内動し、陽気不足し、血は統摂を失う。
(3)湿熱　：陽気内動し、湿熱を引動し、衝任は瘀血し熱擾する。
(4)血瘀　：陽気内動し、瘀血を引動し、血は循経せず。
【診断】　生理と生理の間、周期的に12日〜16日に規則的に出現する少量の性器出血、出血は2〜3日或いは数日持続し、腰酸を伴ったり、少腹の両側或いは片側の脹痛、乳痛、白帯下が多く、質は卵白の様に透明、或いは赤白帯下です。
【辨証論治】
1、腎陰虚証
主証：生理と生理の中間、性器からの少量の出血、或いはやや多く、鮮紅色で、
　　　質はやや稠、
　　　頭暈腰酸、失眠、五心煩熱、大便堅く尿黄、舌体偏小 質紅、脉細数。
治法：滋陰養陰、固衝止血

方薬：両地黄湯《傳青主女科》P214　合二至丸《醫便》P194

　　　生地黄　地骨皮　玄参　麦冬　阿膠　白芍　女貞子　旱蓮草

　　毎日1剤、水煎服、分2次服用。

2、湿熱症

主証：生理と生理の中間、性器出血量やや多く、深紅色で質粘膩（ねんじ）、血塊無し、平常時帯下量多色黄色、小腹時に痛む、神疲乏力、骨節酸楚（こつせつさんそ）、胸悶煩躁、口苦咽干、納呆腹脹（のうほうふくちょう）、小便短黄、舌質紅、苔黄膩、脉細弦、或いは滑数（かつさく）。

治法：清利湿熱、固衝止血。

方薬：清肝止淋湯《傳青主女科》P177　去阿膠、大棗、加小薊、茯苓

　　　当帰　白芍　生地黄　牡丹皮　黄柏　牛膝　制香附子　黒豆　大棗　小薊
　　　茯苓

　　毎日1剤、水煎服、分2次服用。

3、血瘀証

主証：生理と生理の間の出血量少、或いは多少バラバラで、色紫黒或いは血塊有り、少腹の両側、或いは片方が脹痛、或いは刺痛、情志抑鬱、胸悶煩躁（はんそう）、舌質紫、或いは紫斑有り、脈細弦。

治法：化瘀止血

方薬：逐瘀止血湯《傳青主女科》P189

　　　生地黄　酒大黄　赤芍　牡丹皮　当帰尾　枳殻

　　毎日1剤、水煎服、分2次服用。

【予后】　治療しなければ崩漏になる。

【予防養生】

(1)出血期間は適当な休息をとる。

(2)外陰部を清潔に保つ。

(3)あっさりした飲食を心がける。

六、月経過多

月経周期に異常はないが、経量がいつもより明らかに多い場合を月経過多という。

【辨証論治】

1、気虚証

主証：月経量多、色淡紅、質清稀、
　　　下腹部の下垂感、疲労倦怠、心悸、気短（きたん）、懶言（らんげん）、面色㿠白（こうはく）、舌質淡紅、
　　　脈細弱（さいじゃく）。

治法：補気摂血固衝

方薬：挙元煎《景岳全書》加阿膠　焦艾葉　烏賊骨　P147
　　　人参　黄耆　白朮　升麻　炙甘草　阿膠　焦艾葉　烏賊骨
　　　毎日1剤、水煎服、分2次服用。
　　　※経行延期のもの　加炒蒲黄　益母草
　　　※腰腹冷痛のもの　加続断　艾葉　補骨脂

【参考：辨証論治】

気虚証

主証：経行過多、色淡、或いは正常、質清稀、或いは血塊有り。

方薬：補中益気湯《内外傷辨惑論》P203　合四物湯《太平恵民和剤局方》P160
　　　黄耆蜜　人参　白朮　當帰　陳皮　甘草　升麻　柴胡　芍薬　川芎
　　　帰脾湯《校註婦人良方》P145
　　　人参　黄耆　白朮　炙甘草　当帰　龍眼肉　茯神　遠志　酸棗仁

2、血熱証

主証：月経量多、色鮮紅、或いは淡紅、質粘稠（ねんちょう）、或いは血塊有り、
　　　常に心煩口渇、小便黄赤、大便干結、舌質紅、苔黄、脈滑数（かつさく）。

治法：涼血清熱止血

方薬：補陰煎《景岳全書》P202
　　　生地黄　熟地黄　黄芩　黄柏　白芍　山薬　続断　甘草　加地楡　槐花
　　　※疲倦乏力、気短寡黙（かもく）、或いは心悸少眠のもの

安衝湯《医学衷中参西録》加党参
　　白朮　黄耆　生龍骨　生牡蠣　大生地　生白芍　海螵蛸　茜草　川続断
　　党参

【参考：辨証論治】
　血熱証
主証：月経量甚しく多く、色深紅、或いは鮮紅、質粘稠、血塊有り、血の流出を自覚して熱感有り。
方薬：温清飲《丹溪心法附餘》P133　黄連解毒湯2合四物湯1
　　黄連　黄芩　黄柏　山梔子　當歸　白芍　川芎　熟地黄

3、血瘀証

主証：月経量多、淋漓として止らず、色暗血塊有り、
　　　小腹疼痛而拒按、血塊排出後疼痛減じる、舌質紫暗、脈細渋。
治法：活血化瘀止血
方薬：失笑散《太平恵民和劑局方》P162　加血余炭　茜草　益母草
　　　蒲黄　五靈脂　血余炭　茜草　益母草
　　　※五心煩熱、自汗盗汗、口干咽燥、舌紅無苔のもの　沙参　麦門冬　五味子を加う　或いは女貞子 旱蓮草を加う

【参考：辨証論治】
　血瘀証
主証：経量多、色紫暗、血塊有り、血塊排出後疼痛は軽減する。
方薬：少腹逐瘀湯《醫林改錯》P168
　　　小茴香　乾姜　元胡　没薬　当帰　川芎　官桂　赤芍　蒲黄　霊脂

4、陰虚証

【参考：辨証論治】
　陰虚証
主証：月経量多、色深紅、質稠。
方薬：補陰煎《景岳全書》P202

　　　　生地　熟地　芍薬　山薬　川続断　黄芩　黄檗　生甘草

温清飲《丹溪心法附餘》P133　黄連解毒湯1合四物湯2

　　　　黄連　黄芩　黄柏　山梔子　當歸　白芍　川芎　熟地黄

生地黄散《素問病機氣宜保命集》P179

　　　　生地黄　熟地黄　枸杞子　地骨皮　天門冬　黄耆　芍薬　甘草　黄芩

5、肝火証

【参考：辨証論治】

　肝火証

主証：経量多、色黒紅、或いは正常、質濃稠、血塊有り。

方薬：加味逍遙散《古今圖書集成醫部全録》P139

　　　　甘草　当帰　芍薬　茯苓　白朮　柴胡　牡丹皮　山梔

6、衝任虚寒証

【参考：辨証論治】

　衝任虚寒証

主証：経量多、色黯淡、質清稀、血塊有り、小腹冷痛而喜按、
　　　腰膝酸軟、畏寒肢冷、白帯下多、便溏。

方薬：温経湯《金匱要略》P132

　　　　呉茱萸　当帰　芎藭　芍薬　人参　阿膠　牡丹皮　生薑　甘草　半夏　麥門冬

7、湿熱下注証

【参考：辨証論治】

　湿熱下注証

主証：経量多、色深紅、臭気有り、質粘稠、月経前後黄帯下多、帯下穢臭、
　　　面垢身重、小便短黄。

方薬：龍胆瀉肝湯《保嬰撮要》P213

　　　　龍胆　黄芩　澤瀉　梔子　車前子　木通　甘草　地黄

血寒証

主証：月経量少、色紫黯、或いは黯紅、経行少腹冷痛而拒按、経行後期。

方薬：温経湯《金匱要略》P132

呉茱萸　当帰　芎藭　芍薬　人参　阿膠　牡丹皮　生薑　甘草　半夏　麥門冬

7、気滞証

【参考：辨証論治】

気滞証

主証：月経量少、精神抑鬱、経行無定期、小腹脹痛而拒按。

方薬：逍遙散《太平惠民和劑局方》P169　合四物湯《仙授理傷續斷方》P160

柴胡　當歸　芍薬　白朮　茯苓　薄荷　炙甘草　川芎　地黄

七、月経過少

月経周期は正常であるが、経血がいつもより明らかに減少し、経期が2日に満たないもので、甚だしい場合は数滴の出血も見られる。これを「月経過少」という。また別称「経水渋少」ともいう。

1、血虚証

主要証候：経量少甚だしい場合数滴、色淡血塊無し、頭暈、心悸、皮膚無華、面色萎黄(いおう)、舌体淡白、脈細。

治法：養血調経

方薬：滋血湯《證治準縄》P161

　　　人参　山薬　黄耆　白茯苓　川芎　当帰　白芍薬　熟地

　　　※甚だしく量少の場合　枸杞子　山茱萸を加う

　　　※脾虚食少のもの　砂仁　陳皮を加う

　　　十全大補湯 P164　《太平恵民和剤局方》

　　　人参　肉桂　川芎　地黄　茯苓　白朮　甘草　黄耆　當帰　白芍薬

2、腎虚証

主証：経量少、色淡紅、或いは黯(かいこう)紅、質稀薄、腰膝酸軟無力、頭暈耳鳴、小腹冷、夜尿頻(ひんさく)数、舌質淡、脈沈遅(ちんち)、或いは沈弱。

治法：補腎養血調経

方薬：帰腎丸《景岳全書》P144

　　　兎絲子　杜仲　枸杞子　山茱萸　当帰　熟地黄　山薬　茯苓

　　　※小腹冷痛、夜尿多のもの　威霊仙　巴戟天　仙茅　補骨脂　盆智仁を加う

　　　※経色紅、手足煩熱、口干咽燥、舌質紅、舌体少、脈細數の者　生地黄　玄参　女貞子を加う

　　　※陰虚火旺のもの　杜仲　兎絲子を去り、丹皮　知母を加う

3、血瘀証

主証：経量少、色紫黒血塊有り、小腹刺痛(しつう)而拒按(きょあん)、血塊排泄後疼痛は減じる、

舌辺瘀斑或瘀点有り、脈細渋、或いは弦渋。

治法：活血化瘀調経

方薬：桃紅四物湯《醫宗金鑑》P194

　　　桃仁　紅花　当帰　川芎　白芍　熟地黄

※小腹部脹満、或いは胸脇脹満のもの　香附子　台烏薬を加う

※小腹冷痛のもの　桂枝　呉茱萸を加う

　　　牛膝散　牛膝　桂心　赤芍薬　當歸　木香　丹皮　延胡索　芎藭　桃仁

4、湿痰証

主証：月経量少、色淡紅、質粘稠、形体肥胖、胸悶、悪心嘔気、或いは帯下粘稠、舌質淡、苔白膩、脈滑。

治法：化痰燥湿調経

方薬：蒼附導痰丸《葉天士女科診治祕方》P182

　　　茯苓　法半夏　陳皮　甘草　蒼朮　香附子　胆南星　枳殻　生姜　神曲

毎日1剤、水煎服、分2次服用。

二陳湯《太平恵民和劑局方》P196

　　　半夏　橘紅　白茯苓　甘草　合当帰　川芎

導痰湯《傳信適用方》P194

　　　半夏　天南星　枳實　橘紅　赤茯苓

5、気虚証

【参考：辨証論治】

　気虚証

主証：月経量少、色淡紅、質稀薄、経行先期、食少、或いは食後嗜眠、疲倦乏力。

方薬：参苓白朮散《太平恵民和劑局方》P174

　　　蓮子肉　薏苡仁　縮砂仁　桔梗　白扁豆　白茯苓　人参　甘草　白朮　山薬

6、血寒証

【参考：辨証論治】

第二節　崩漏(ほうろう)

　崩漏は、生理でないとき突然大量に出血したり、或いは絶え間なくポタポタと出血するものを指す。崩は崩中、漏は漏下をいい、出血状況は同じでない。しかし二者はよく、かわるがわる出現する。なお其の病因病機は基本的に同じで、故に崩漏と称す。本病は婦科でよくある病気で、また他の難病、急性病、重病とも疑われる。

【病因病機】
(1)脾虚、腎虚：衝任不固、経血の制約出来ず
(2)血熱：衝任を熱傷し、血に迫り妄行する
(3)血瘀：衝任、子宮を瘀阻し、血が経に帰らず妄行する

【診断】　月経周期乱れ、経行期が半月を超え、甚だしければ数ヶ月止まらず。また数ヶ月止まり又突然大量出血したり、或いは絶え間なくポタポタと出血する。

【辨証論治】
(一) 出血期辨証論治
1、脾虚証
主証：生理でないときに突然大量出血し止まらず、或いは絶え間なくポタポタと出血し、血色淡、質清稀、面色皎白(こうはく)、神疲気短、或いは面浮肢腫(めんふししゅ)、小腹空墜(くうつい)、四肢不温、納呆便溏(のうほうべんとう)、舌質淡胖(たんはん)、舌辺に歯痕(しこん)有り、苔白、脈沈弱。
治法：補気摂血、固衝止崩。
方薬：固本止崩湯《傅青主女科》P157
　　　　人参　黄耆　白朮　熟地黄　当帰　黒姜
　　　毎日１剤、水煎服、分２次服用。

2、腎虚証

(1) 腎気虚証

主証：青春期の少女、或いは閉経前の無定期の経乱期に多く見られます。出血量多は崩、或いはポタポタと絶え間なく出血する者、或いは崩から淋（したたり流れる）、淋から崩の反復発作、色淡紅、或いは淡黯、質清稀、面色晦暗、眼瞼（かいあん）黯、小腹空墜（くうつい）、腰脊酸軟（ようせきさんなん）、舌淡黯（あん）、苔白潤、脈沈弱。

治法：補腎益気、固衝止血

方薬：加減蓯蓉兔絲子丸《中医婦科治療学》加党参　黄耆　阿膠

　　　熟地黄　肉蓯蓉　覆盆子　当帰　枸杞子　桑寄生　兔絲子　艾葉　党参　黄耆　阿膠

　　　毎日1剤、水煎服、分2次服用。

(2) 腎陽虚証

主証：無定期の経乱、出血量多く或いは絶え間ないポタポタとした出血、或いは生理が数ヶ月停止した後に大量出血して止まらない、血色淡紅或いは淡黯質稀、面色晦暗（かいあん）、肢冷畏寒、腰膝酸軟、小便清長、夜尿多、眼瞼（がんきょう）黯（あん）、舌淡黯、苔白潤、脈沈細無力。

治法：温腎益気、固衝止血。

方薬：右帰丸《景岳全書》P130

　　　制附子　肉桂　熟地黄　山薬　山茱萸　枸杞子　兔絲子　鹿角膠　当帰　杜仲　党参　黄耆　三七

　　　毎日1剤、水煎服、分2次服用。

(3) 腎陰虚証

主証：無定期の経乱、出血量は少なく淋漓（りんり）として数ヶ月止まらず、或いは数ヶ月停止して、又た突然に大量出血して止まらない、経色鮮紅、質粘稠、頭暈耳鳴、腰膝酸軟、五心煩熱、夜寐不寧（やびふねい）、舌紅、少苔或いは裂紋有り、脉細数。

治法：滋腎益陰、固衝止血。

方薬：左帰丸《景岳全書》P159　合二至丸《醫便》P197

　　　熟地黄　山薬　枸杞子　山茱萸　兔絲子　鹿角膠　龜甲膠　牛膝　旱蓮草
　　　女貞子

毎日１剤、水煎服、分２次服用。

3、血熱証

(1) 虚熱証

主証：無定期に生理が始まり、量少で淋漓と止まらず、或いは量が多く勢急で血色鮮紅、面頰潮紅、煩熱少寐、咽乾口燥、大便秘結、舌紅、少苔、脉細数。

治法：上下相資湯《石室秘録》P166

　　　人参　沙参　玄参　麦冬　玉竹　五味子　熟地黄　山茱萸　車前子　牛膝

毎日１剤、水煎服、分２次服用。

(2) 実熱証

主証：無定期に生理が始まり、経血がまるで水を流すように突然に大量出血し、或いはポタポタと長く止まらず、血色深紅、質稠、口渇煩熱、便秘尿黄、舌紅、苔黄、脈滑数。

治法：清熱

　　　涼血、固衝止血。

方薬：清熱固経湯《簡明中医婦科学》

　　　黄芩　焦梔子　生地黄　地骨皮　地楡　生藕節　阿膠　陳棕櫚炭　龜甲　牡蠣
　　　生甘草

毎日１剤、水煎服、分２次服用。

4、瘀血証

主証：生理でないときに出血し、時に多く時に少なく、出血したり止まったり、或いはポタポタと止まらず、或いは数ヶ月経閉して又突然に大量出血、続いて漏下、経色暗血塊有り、小腹疼痛或脹痛、舌質紫暗或いは舌尖

辺に瘀点あり、脈弦細或いは渋。

治法：活血化瘀、固衝止血。

方薬：逐瘀止血湯《傳青主女科》P189

　　　生地黄　酒大黄　赤芍　牡丹皮　当帰尾　枳殻　亀甲　桃仁

　　毎日１剤、水煎服、分２次服用。

(二) 止血治療剤

崩漏治療後の治療は、崩漏治癒の鍵である。

(1)辨証論治

(2)中薬の人工周期療法：補腎を主に促卵胞湯、促排卵湯、促黄体湯、調経活血湯で順番に進行して治療する。一般に三ヶ月月経周期以上連用する。

(3)先補后功法：補腎を主として、常に先ず左帰丸或いは右帰丸、或いは定経湯等先ず補法を３周期ぐらい行い、第４周期に子宮に段々満ちてきた蓄血を功法によって、則ち活血化瘀通経する。

(4)健脾補血法：更年期の崩漏の患者に大補元煎或いは人参養栄湯を選用して主に運用する。

(5)手術治療：生育期と更年期の難治で不愈な頑固な崩漏に対して、或いは子宮内膜の組織切除による病理検査を行う。悪変傾向の者は、手術をしたほうがよい。手術方法は、組織切除により、子宮内膜切除術或いは子宮全切除術に選択分別する。

(6)促絶経法：年齢が55歳を超えて未だ断経していない者で、崩漏の反復発作をおこす者、又手術をすべきでない者、中薬或いは西医薬を選用して断経を促進する。

【予后】　青春期は発育成熟に従って治癒する。生育期、更年期の多くは治癒出来るが、少数は子宮内膜癌に移行する可能性がある。

【予防養生】

(1)生理中は清潔に注意する。

(2)子宮内の手術を避ける或いは減らす。

(3)月経先期、月経過多、経期延期等の出血性月経病を適切に治療する。

第三節　閉経

　女子16歳を超えても初潮がなく、或いは月経周期が已に保たれた後6ヶ月以上中断する者を閉経と称する。前者は原発性の閉経。後者を継発性の閉経と称する。先天性の生殖器官の欠如、或いは後天的に質性の損傷により無月経の者に対して、薬物でない治療によって奏効するものは、本節の討論する範疇ではない。

　青年期前、妊娠期、哺乳期、断経前後の月経不順、或いは初潮後1年以内の不順、又その他の不適がない者は閉経と見なさない。

【病因病機】　気血虚弱し、腎気虧虚は、陰虚血燥し、衝任は統わず、血海は空虚し、血下る可からず。気滞血瘀し、湿痰は阻滞し、衝任瘀阻し、血は下るを得ず。

【診断】　16歳を超えても初潮がない女子。或いは初潮が来て1年が過ぎ、或いは月経周期が已に確立された後に、現在経停して6ヶ月以上に達しているものの、周期に関係ない下腹脹痛や、頭痛及び視覚障害、溢乳の有無、厭食、悪心など。体重の変化、畏寒或いは潮紅或いは陰部の干渋等の症状に注意して診断する。

【辨証論治】

1、気血虚弱証

主証：月経周期延遅、量少、色淡紅、質薄、徐々に経閉に移行する、神疲肢倦、頭暈目花、心悸気短、面色萎黄、舌淡、苔薄、脈沈緩或いは細弱。

治法：益気養血調経

方薬：人参養栄湯《太平恵民和剤局方》P198

人参　黄耆　白朮　茯苓　陳皮　甘草　熟地黄　当帰　白芍　五味子

毎日１剤、水煎服、分２次服用。

２、腎気虧虚証

主証：16歳を過ぎてもまだ初潮がなく、或いは初潮が遅く、時に月経が停止し、或いは月経周期が確立した後、月経周期が遅れ、経量が減少して徐々に月経が停止する、或いは体質虚弱、全身発育不全、第二次成長不良、或いは腰腿酸軟、頭暈耳鳴、倦怠乏力、夜間頻尿、舌淡黯、苔薄白、脉沈細。

治法：補腎益気、調理衝任。

方薬：加減蓯蓉兎絲子丸《中医婦科治療学》加淫羊藿、紫河車

　　　熟地黄　肉蓯蓉　覆盆子　当帰　枸杞子　桑寄生　兎絲　艾葉　淫羊藿
　　　紫河車

毎日１剤、水煎服、分２次服用。

３、陰虚血燥証

主証：月経周期遅延し、経量少、色紅質稠、徐々に月経停止に移行する、五心煩熱、顴紅唇干、盗汗甚だしければ骨蒸労熱、干咳或いは咳嗽唾血、舌紅、苔少、脉細数。

治法：養陰清熱調経

方薬：加減一陰煎《景岳全書》P137　加丹参、黄精、女貞子、制香附

　　　生地黄　熟地黄　白芍　麦冬　知母　地骨皮　炙甘草　丹参　黄精　女貞子
　　　制香附

毎日１剤、水煎服、分２次服用。

４、気滞血瘀証

主証：月経が停止し、脇肋、乳房脹痛、精神抑鬱、少腹脹痛拒按、煩躁易怒、舌紫黯、瘀点有り、脉沈弦而渋。

治法：理気活血、袪瘀通経

方薬：血府逐瘀湯《醫林改錯》P151

　　　桃仁　紅花　当帰　生地黄　川芎　赤芍　牛膝　桔梗　柴胡　枳殻　甘草

毎日１剤、水煎服、分２次服用。

5、痰湿阻滞証

主証：月経延后、経量少、色淡質粘膩、徐々に月経停止する、形体肥胖、胸悶泛悪、神疲倦怠、納少痰多而帯下量多、色白、苔膩、脈滑。

治法：健脾燥湿化痰、活血調経。

方薬：四君子湯《太平恵民和剤局方》P160　合蒼附導痰丸《葉天士女科全書》P182
　　　加当帰、川芎

　　　人参　白朮　茯苓　甘草　蒼朮　枳殻　香附子　陳皮　膽南星　薑汁　神麹
　　　當歸　川芎

毎日１剤、水煎服、分２次服用。

【予后】　多くの機能失調性の閉経は予後が良好。器質性の病変は常に治療効果は良くない。

【予防養生】

⑴生理中の清潔に注意する。

⑵婦人科の手術を避ける或いは減らす。

⑶安定した精神状態を保つ。

⑷飲食の節制。

⑸積極的な月経後期、月経過少の治療。

第四節　痛経

　婦女の生理中或いは経行前後に出現する周期性の小腹疼痛或いは腰骶の疼痛、甚だしければ激痛で転倒に至る者を痛経、又は経行腹痛と称する。

【病因病機】　気滞血瘀や、寒凝血瘀や、湿熱瘀阻は、衝任胞宮の気血不暢する。気血虚弱や、腎気虧虚は、衝任胞宮の気血不足する。

【診断】　生理前に腹痛1～2日、生理の一日目が最もひどく、一過性の痙攣性或いは下墜感を伴う脹痛で、重篤な者は腰骶部、肛門、陰道、股の内側に放射性の痛みが走る。甚だしければ面色蒼白、冷汗出て手足発冷等気絶の症状が出ます。

【参考】　清《醫宗金鑑》卷四十四・婦科心法要訣

「経行腹痛

　経后に腹痛するは気血弱り、経前に痛在るは気血凝す、気滞は腹脹し血滞は痛む、更に虚実寒熱状を辨じる。

　（注）凡そ経来腹痛、在経后痛、則ち気血虚弱を為す、経前痛は、則ち気血凝滞を為す、若し気が原因で滞血の者は、則ち多くが脹満す、血が原因で滞気の者は、則ち多くが疼痛す、更に当に其を辨証すれば、凝滞が脹痛を作る故です、或いは虚、寒、熱を病因を分類して治すなり。」

【参考】　明《景岳全書》卷之三十八人集・婦人規・経脉類・経期腹痛

「経期腹痛

　経期腹痛、証に虚実有り、実の者は、或いは寒滞、或いは血滞、或いは熱滞が原因である、虚の者は血虚の原因があり、気虚の原因が有る、然るに実痛の者、多くの痛みは未だ経行の前で、經痛して痛み自ら減じる、虚痛の者、既に経行の後に於いて、血去り痛み未だ止まらず、或いは血去りて痛み益々

甚だしい、ほとんどは可按可揉の者は虚と為す、拒按拒揉の者は実と為し、有滞無滞、此に於いて察す可し、但実中に虚有り、虚中に亦実有り、此當に形気稟質、兼ねて之を辨じ、當に意を以って察し、言うことは悉(ことごと)く出来ない也。

凡そ婦人経期に気逆作痛有り、全て滞にて不虚の者、須(すべから)く其気を順らせ、調経飲之を主どるに宜し、甚だしい者排気飲の類の如くを亦た用ゆ可し。若し血瘀不行、全て滞にして虚がない者、但(ただ)其の血を破る、通瘀煎之を主どるに宜し、若し気血倶に滞の者、失笑散之を主どるに宜し、若し経に於いて寒滞なら、或いは外感所逆の因、日頃寒冷の用心せず、以って凝結不行の致り、則ち留聚(りゅうじゅう)は痛を為し、虚のない者、須く其の寒を去る、調経飲加薑、桂、呉茱萸の類之を主どるに宜し、或いは、和胃飲亦た酌用す可し、若し血熱血燥、滞濇不行に致り作痛の者、加味四物湯に宜し、或いは補陰煎去続斷加減之を主どるに宜し、以上の五証、但其の有滞無虚を察し、方は真実である、若し或いは虚を兼ねれば、任行は剋伐(こくばつ)を得ない。

凡そ婦人経行作痛は、虚を挟む者多く、全て実の者少なく、則ち可按拒按以って如く及び経前経后の虚実を辨じ、其の大筋を固める也、然るに気血本虚有り、血未だ行を得ない者、亦た毎に拒按す、故に経前に於いて亦た當に此の証有り、此の気虚血滞を以って、流通が無力で然る、但其の形証脈息を察し、凡そ虚弱不足に渉(わた)り、経滞し作痛する者、惟津煎を決め用ゆ、五物煎加減是(これ)を主どる、其の効神の如し、或いは四神散の類を用い亦たす可し、若し痛経后の者、多くは血虚、常に大小営煎、随って加減して之を治すに宜し、或いは四物、八珍倶に用ゆ可し、然るに必ず其の寒熱虚実を察し以って佐使を為す、自ら効なくを無くす、其餘滞有って行ざる者、惟津煎を決め妙と為す、凡そ婦人但経期に遇えば則ち必ず作痛す、或いは食して嘔吐、肢體困倦、或いは寒熱を兼ねる者、是必ず素稟気血不足、止めるに八珍湯、大営煎の類に宜し、若し虚して寒甚だしき者、理陰煎に宜し、漸く補を培い加え、久しければ必ず自ら愈ゆ、因が帯下濁し多く虚痛の者は、亦た大、小営煎に宜し、其の寒熱に随って、佐使を加え之を主どる。」

經痛論外方

温経湯婦百三　　寒痛　　　　　　交加散婦百　　結聚作痛
　　醋附丸婦百七　　行滞止痛　　　牛膝散婦九九　　通経止痛
　　薑黄散婦百一　　逐瘀止痛　　　當歸没薬丸婦百六　　血瘀作痛
　　玄胡当帰散婦九八　　血逆作痛　　琥珀丸婦一三四

【参考】　明《景岳全書》卷之六一長集・婦人規古方・婦人

「温経湯百三　寒気が血室に於いて客し、血気凝滞を以って、臍腹作痛し、其脈沉緊を治す、

　　人参　牛膝酒炒　甘草炒、各一錢　當歸　川芎　芍薬　牡丹皮　蓬朮醋炒　桂心各五分

右水煎服」

「交加散二五三　経脉結聚し調わず、腹中撮痛す、

　　當歸　荊芥穂等分

右細末と為し、毎服二錢、水一鍾、酒少し許し、七分に煎じ、灌いで服す、神効す。」

「醋附丸百七　元臓虚冷、月候調わず、腹中急痛し、赤白帯下、渾身寒熱し、胎氣壅滞し固まらずを治す、

　　香附米半斤、醋煮、焙乾為末

右醋糊を以って丸を為し、桐子大、毎服三四十丸、米飲で下す。」

「牛膝散九九　月水不利、臍腹作痛、或いは小腹腰に引き、気胸膈を攻むを治す、

　　當歸酒浸　牛膝酒炒　赤芍薬　桂心　桃仁去皮尖　玄胡索炒　牡丹皮各一両　木香三錢

右末を為し、毎服一錢、温酒で調え下す、或いは毎服五、七錢、水で煎じ服す。」

「薑黄散百一　瘀血凝滞、肚腹刺痛、或いは腹脹發熱等の証を治す、

　　薑黄　當歸酒拌、各二錢　蓬朮醋炒　紅花　桂心　川芎　玄胡索炒　丹皮各五分

右水、酒各半煎じて服す。」

「當歸没薬丸百六　血瘀作痛し、及び血風筋攣骨痺し手足麻木疼痛するを治

す、

　　當歸　五靈脂炒、各一両　没薬五錢

右末を為し、醋糊丸、桐子大。毎服三十丸、薑湯で下す。」

「玄胡当帰散九八　亦名ずけて延胡索散　血積小腹疼痛、或いは気逆が因で月経不行し、肚腹作痛を治す、

　　當歸　赤芍　劉寄奴　没薬　枳殻麸炒　玄胡索炒

右末を為し、毎服一錢、熱酒で調え下す。」

「琥珀丸一三四　婦人或いは老或いは少、或いは産前産後百病、及び三十六種の諸病を療し、七疝八瘕し、心腹刺痛し、卒中癱瘓し、半身不遂し、八風十二痺し、手足痠疼し、乳中結核結毒し、懐胎驚動し、傷犯し安からず、死胎下らずを并せて治す、

　　琥珀　硃砂各別研　沈香　阿膠炒珠　附子製　川芎　肉桂　五味子　石斛
　　　各五鐘　牛膝酒浸

　　當歸　肉蓯蓉酒洗、晒　人参　熟地黄　続断　木香　没薬各一両

　　一方有牛黄　珍珠　乳香　玄胡各一両、共二十一味

右煉蜜で丸を為し、弾子大、毎服一丸、空心、食前、午後温酒で化し開服す、凡そ服法は、或いは米湯、或いは酒、或いは燈草湯、或いは証に随い引いて用ゆ、皆下す可し、若し傷寒中風、角弓反張、麻黄湯証に随いて改湯を引いて送下して用う、孕婦臨月は、一日一服に宜し、産に致り順利し、疼痛を覚えず、凡そ婦人五服から十服に至りの後、日に飲食倍する、其の攻を言うを尽く述べるざれども、服す者當に自覚する也。」

【辨証論治】

1、気滞血瘀証

主証：経前、或いは生理中に小腹脹痛拒按、経血量少でスムーズでない、血色紫黯血塊あり、血塊が下れば痛み減じる、胸悶不舒、舌質紫黯、或いは瘀点有り、脈弦。

治法：理気行滞、化瘀止痛。

方薬：膈下逐瘀湯《醫林改錯》P137

　　　当帰　川芎　赤芍　桃仁　紅花　枳殻

毎日１剤、水煎服、分２次服用。

【参考：辨証論治】

　胞宮 血瘀証
主証：経前、或いは経中小腹劇痛、血塊下る后疼痛軽減する、経血及び血塊は
　　　暗紫色、或いは紫黒色。
方薬：少腹逐瘀湯《醫林改錯》P168
　　　　小茴香　乾姜　元胡　没薬　当帰　川芎　官桂　赤芍　蒲黄　五霊脂
　　　折衝飲《勿誤藥室方函》P180
　　　　桂枝　芍薬　桃仁　当帰　川芎　牛膝　延胡索　紅花　牡丹

【参考：辨証論治】

　血瘀証
主証：経閉、或いは経行先期、或いは後期、血塊青紫色、或いは暗紫色、
　　　疼痛は拒按、小腹の刺痛、或いは拍動痛、固定痛で不移、血塊下る后疼
　　　痛軽減する。
方剤：折衝飲《勿誤藥室方函》P180
　　　　桂枝　芍薬　桃仁　当帰　川芎　牛膝　延胡索　紅花　牡丹
　　　血府逐瘀湯《醫林改錯》P151
　　　　桃仁　紅花　当帰　生地黄　川芎　赤芍　牛膝　桔梗　柴胡　枳殻　甘草

２、寒凝血瘀証

主証：経前、或いは生理中に小腹冷痛拒按、温めれば痛み減じ、推すと痛が増
　　　し、量少、経色黯で血塊有り、面色青白、肢冷畏寒、舌黯苔白、脈沈緊。
治法：温経散寒、化瘀止痛。
方薬：少腹逐瘀湯《醫林改錯》P168
　　　　小茴香　乾姜　延胡　没薬　当帰　川芎　官桂　赤芍　蒲黄　五靈脂
　　　毎日１剤、水煎服、分２次服用。

３、湿熱瘀阻証

主証：経前、或いは生理中の小腹疼痛、或いは脹痛不適、灼熱感あり、或いは

痛みが腰骶に連なり、或いは通常に小腹に痛みがあり、経前に悪化する、経血量多く、或いは経期が長い、色黯紅、質稠、或いは多くの粘液が混ざる、平素帯下が多く、色黄色質稠で臭気がある、或いは微熱があり、小便黄赤、舌質紅、苔黄膩、脈滑数或いは弦数。

治法：清熱除湿、化瘀止痛。

方薬：清熱調血湯《古今醫鑑》P179　加車前子、薏苡仁、敗醤根。

　　　牡丹皮　黄連　生地黄　当帰　白芍　川芎　紅花　桃仁　車前子　薏苡仁
　　　敗醤根

　　　毎日１剤、水煎服、分２次服用。

４、気血虚弱証

主証：生理中、或いは経后に小腹がしくしくと痛む、喜按、或いは小腹及び陰部の墜落するような不快感、月経量少、色淡質清稀、面色無華、頭暈心悸、神疲乏力、舌質淡、脈細無力。

治法：益気養血、調経止痛。

方薬：聖愈湯《醫宗金鑑》P180　去川芎

　　　　人参　黄耆　熟地黄　当帰

　　　毎日１剤、水煎服、分２次服用。

【参考：辨証論治】

　気血両虚証

主証：経中、或いは経后、小腹隠痛、或いは重痛、喜按喜温、経量少、経質稀、疲倦乏力、嗜臥嗜眠。

方薬：十全大補湯《太平惠民和剤局方》P164

　　　　人参　肉桂　川芎　地黄　茯苓　白朮　甘草　黄耆　川當　白芍薬

　　　耆帰建中湯《瘍科方筌》P143

　　　　黄耆　當歸　桂枝　芍薬　甘草　大棗　生薑

５、腎気虧虚証

主要証候：生理中、或いは経后１～２日小腹の持続的な鈍い痛み、腰骶酸痛を

伴い、経色黯淡(あんたん)、頭暈耳鳴、面色晦暗(かいあん)、健忘失眠、舌質淡紅、苔薄、脉沈細。

治法：補腎益精、養血止痛。

方薬：益腎調経湯《中医婦科治療学》

　　　巴戟天　杜仲　続断　烏薬　艾葉　当帰　熟地黄　白芍　益母草

毎日１剤、水煎服、分２次服用。

６、肝鬱気滞証

【参考：辨証論治】

　　肝鬱気滞証

主証：経前、或いは経中（１、２日目）小腹墜脹疼痛、経量或いは多、或いは少、経色紫紅色、血塊(けっかい)は稀暗紅色、或いは紫紅色、経行不暢(ふちょう)、経前乳房脹痛。

方薬：逍遙散《太平恵民和劑局方》P169

　　　甘草　當歸　茯苓　芍藥　白朮　柴胡　薄荷

　　柴胡疎肝散《雜病證治準繩・雜病證治類方》P157

　　　柴胡　青皮　川芎　芍藥　枳殻　香附　甘草

【参考：辨証論治】

　　肝鬱気滞証

主証：経行無定期、血塊有り、経前乳房疼痛、或いは小腹脹痛小腹墜脹疼痛、急躁易怒、疼痛は喜按(きあん)、脹痛は放気后軽減。

方剤：逍遙散《太平恵民和劑局方》P169

　　　甘草　當歸　茯苓　芍藥　白朮　柴胡　薄荷

　　当帰芍薬散《金匱要略》P193

　　　當歸　芍藥　川芎　白朮　茯苓　澤瀉

７、肝鬱化火証

【参考：辨証論治】

　　肝鬱化火証

主証：経前、或いは経中、小腹墜脹(ついちょう)疼痛、経量、或いは多、或いは少、色暗

紅色、或いは紫紅色で粘稠、経行不暢、血塊は暗紅或いは紫紅、経前乳房脹痛、急躁易怒、経前少寐、大便不暢、小便短少。

方薬：加味逍遙散《医学心悟》P140

　　　当帰　芍薬　茯苓　白朮　柴胡　牡丹皮　山梔　薄荷　甘草

　　宣鬱通経湯《傅青主女科》P180

　　　白芍　當歸　丹皮　山梔子　白芥子　柴胡　香附子　川鬱金　黄芩　生甘草

8、寒湿凝滞証

【参考：辨証論治】

　寒湿凝滞証

主証：経前、或いは経中に小腹冷痛、或いは牽引痛、得熱則減、肢冷、経行衍期、経色暗紅、血塊暗紅、白帯下多。

方薬：安中散《太平恵民和剤局方》P124　合呉茱萸湯《傷寒論》P156

　　　延胡索　良姜　乾薑　茴香　肉桂　牡蠣　甘草　呉茱萸　人参　生薑　大棗

　　脱花煎《景岳全書》P186

　　　當歸　肉桂　川芎　牛膝　車前子　紅花

9、湿熱阻滞証

【参考：辨証論治】

主証：経前、或いは経中に小腹刺痛、或いは灼熱痛、経行先期、或いは先後無定期、経色紫紅色、穢臭。

方薬：加味逍遙散《医学心悟》P140　加薏苡仁、敗醤根

　　　当帰　芍薬　茯苓　白朮　柴胡　牡丹皮　山梔　薄荷　甘草　薏苡仁　敗醤根

　　加味逍遙散《医学心悟》P140　加二妙散

　　　当帰　芍薬　茯苓　白朮　柴胡　牡丹皮　山梔　薄荷　甘草　黄柏　蒼朮

10、衝任虚寒証

【参考：辨証論治】

主証：経中、或いは経后に小腹冷痛、得熱則減、寒に遇えば悪化する、経行後

期、経色淡紅、量少、畏寒肢冷、疲倦乏力。

方薬：温経湯《金匱要略》P131

　　呉茱萸　当帰　芎藭　芍薬　人参　阿膠　牡丹皮　生薑　甘草　半夏　麥門冬

　　當歸四逆湯《傷寒論》P193

　　當歸　桂枝　芍薬　細辛　甘草　通草　大棗

11、実熱証

【参考：辨証論治】

主証：小腹脹満痛、灼熱痛、経量多、色鮮紅、質粘稠。

方薬：瀉心湯《傷寒論》P163　合四物湯《太平恵民和剤局方》P162

　　大黄　黄連　黄芩　當帰　白芍　川芎　熟地黄

12、気虚証

【参考：辨証論治】

　気虚証

主証：経行後期、経量多、色淡質稀、崩漏、食後嗜眠、便溏、疲倦乏力、
　　疼痛は喜按、綿綿痛、休息時軽減、経中后期より多発。

方薬：補中益気湯《脾胃論》P203

　　人参　黄耆　甘草　白朮　当帰　陳皮　升麻　柴胡

　　帰脾湯《校註婦人良方》P144

　　人参　黄耆　白朮　炙甘草　当帰　龍眼肉　茯神　遠志　酸棗仁

13、血虚証

【参考：辨証論治】

　血虚証

主証：経行後期、経量少、色淡質稀、嗜眠嗜臥、疲倦乏力、
　　疼痛は喜按、小腹隠痛、或いは陰戸に連なり痛む、掣痛、経后起発する。

方薬：十全大補湯《太平恵民和剤局方》P164

　　人参　肉桂　川芎　地黄　茯苓　白朮　甘草　黄耆　當帰　白芍薬

四物湯《太平惠民和劑局方》P162

　　當歸　白芍　川芎　熟地黃

14、陽虚証

【参考：辨証論治】

　陽虚証

主証：経行先期、経量多、色黯紅、質稀、

　　　疼痛は喜按、絞痛、或いは掣痛、或いは冷痛、小腹及び下肢畏寒、喜暖。

方薬：温経湯《金匱要略》P131

　　　当帰　呉茱萸　桂枝　白芍　川芎　生姜　牡丹皮　法半夏　麦冬　人参　阿膠　甘草

　　　桂枝人参湯《傷寒論》P149　合四物湯少量

　　　桂枝　人参　乾薑　白朮　炙甘草　當歸　白芍　川芎　熟地黃

　　　建理湯《勿誤藥室方函》P154（小建中湯合人参湯）合四物湯少量

　　　桂枝　芍薬　大棗　生薑　炙甘草　膠飴　人参　乾薑　白朮　當歸　芍薬　川芎　熟地黃

15、陰虚証

【参考：辨証論治】

　陰虚証

主証：経行後期、経量少、色黯紅、質粘、

　　　疼痛は喜按、掣痛、陰戸に熱感有り、時に絞痛、或いは刺痛。

方剤：地黄丸《小兒藥證直訣》P186　加四物湯少量

　　　熟地黃　山茱萸　丹皮　茯苓　澤瀉　山藥　當歸　白芍　川芎

　　　小建中湯《傷寒論》P166

　　　桂枝　白芍　大棗　生薑　炙甘草　膠飴

16、肝腎陰虚証

【参考：辨証論治】

　肝腎陰虚証

主証：経中、或いは経后、小腹隠痛、経量少、経色淡、腰膝酸軟。

方薬：帰芍地黄湯《病因證治》P143（地黄丸加當歸、芍薬）

　　　熟地黄　山茱萸　山薬　丹皮　茯苓　澤瀉　當歸　芍薬

17、湿熱証

【参考：辨証論治】

　湿熱証

主証：経行先期、或いは後期、経色紫紅色、質粘稠、穢臭、

　　　疼痛は拒按、少腹刺痛、或いは灼熱痛。

方剤：龍胆瀉肝湯《醫方集解》P212

　　　龍胆草　黄芩　梔子　澤瀉　木通　車前子　当歸　生地黄　柴胡　甘草

　　　茵陳蒿湯《傷寒論》P128　合四物湯少量

　　　茵陳蒿　梔子　大黄　當歸　芍薬　川芎　熟地黄

18、痰飲証

主証：経行後期、経量少、或いは多、質粘、経前浮腫、白帯下多、

　　　疼痛は拒按。

方剤：二陳湯《太平惠民和劑局方》P196　合四物湯少量

　　　半夏　橘紅　白茯苓　甘草　當歸　白芍　川芎　熟地黄

　　　二陳湯《太平惠民和劑局方》P196　合苓桂朮甘湯《傷寒論》

　　　半夏　橘紅　白茯苓　甘草　桂枝　白朮

　　　当帰芍薬散《金匱要略》P193

　　　当帰　芍薬　茯苓　白朮　澤瀉　芎藭

【予后】　機能的な症状は治癒しやすい。器質性の症状は軽減しても治癒は比較的困難である。

【予防養生】

(1)生理中や産後は清潔に注意する。

(2)寒さを避ける。

(3)よい精神状態を保つ。

(4)寒涼、滋膩、生冷の食品の過食は不適。

第五節　経行発熱

　生理中或いは生理の前後に出現する発熱を主症とする者を経行発熱という。

【病因病機】
(1)肝腎陰虚：経行の際、営陰愈虚し、虚陽浮越する。
(2)気血虚弱：経行気に随い血は泄れ、営衛陰陽失調する。
(3)瘀熱壅阻：経行の際、血海充盈(じゅうえい)し、瘀熱内鬱し、気血営衛失調する。

【診断】　生理と生理の前後に出現する発熱を主症とし、ただ体温は一般的に38℃を超えず、生理が終わると自ずと退く。

【辨証論治】

1、肝腎陰虚証

主証：生理期、或いは生理後、午後潮熱、経量少色紅、兩顴紅赤(りょうかん)、五心煩熱、煩躁少寐(はんそうしょうび)、舌紅而干、脈細弱。

治法：滋養肝腎、育陰清熱。

方薬：蒿芩地丹四物湯《中医臨床家徐志華》

　　　青蒿　黄芩　地骨皮　牡丹皮　生地黄　川芎　当帰　白芍

　　　毎日1剤、水煎服、分2次服用。

2、気血虚弱証

主証：生理期、或いは生理の後に発熱、熱勢は弱く、動けは則ち自汗があり、経量多、色淡質薄、神疲肢軟、少気懶言(しょうきらんげん)、舌淡、苔白潤、脈虚緩。

方薬：補中益気湯《脾胃論》P203

　　　人参　黄耆　甘草　白朮　当帰　陳皮　升麻　柴胡

　　　毎日1剤、水煎服、分2次服用。

3、瘀熱壅阻証

主証：生理前、或いは生理期に発熱、腹痛、経色紫黯、血塊有り、舌黯、或いは舌尖辺(せんぺん)に瘀斑有り、脈沈弦数(ちんげんさく)。

治法：化瘀清熱。

方薬：血府逐瘀湯《醫林改錯》P151　加牡丹皮

　　　桃仁　紅花　当帰　生地黄　川芎　赤芍　牛膝　桔梗　柴胡　枳殻　甘草　牡丹皮

　　　毎日１剤、水煎服、分２次服用。

【予防養生】

(1)生理期の衛生に注意し、外邪の受感を避ける。

(2)臓腑の虚を補う。

第六節　絶経前後諸証

　婦女の閉経期の前後、月経の乱れ或いは閉経によって出現するホットフラッシュ、煩躁易怒、潮熱面紅、頭暈耳鳴、心悸失眠、腰背酸楚、面浮肢腫、皮膚に蟻が這う様な感じ、情志不寧等の症状を絶経前後諸証、又経断前後諸証と称する。

【病因病機】

⑴腎陰虚：肝腎陰虚或いは肝陽上亢。心腎不交。脳髄失養等。

⑵腎陽虚：脾腎陽虚。腎虚血瘀。

【診断】　月経乱れ、或いは停止、付随してホットフラッシュ、潮熱面紅、煩躁易怒、頭暈耳鳴、心悸失眠、腰脊酸楚、面浮肢腫、皮膚蟻が這う様な感じ、情志不寧等の症状。

【辨証論治】

1、腎陰虚

主証：断経前後、月経乱れ、月経早期で量少、或いは量多、或いは崩、或いは漏、経色鮮紅、頭目眩暈、耳鳴、頭部面頬に一時の間発生する洪熱、汗出、五心煩熱、腰膝酸軟、足跟疼痛、或いは皮膚乾燥、瘙痒、口干便結、尿少色黄、舌紅少苔、脉細数。

治法：滋養腎陰、佐を以って潜陽。

方薬：左帰丸《景岳全書》P159　合二至丸《醫便》P197　加何首烏、龜甲

　　　熟地黄　山薬　枸杞子　山茱萸　兔絲子　鹿角膠　龜甲膠　川牛膝　旱蓮草

　　　女貞子　何首烏　龜甲

　　毎日１剤、水煎服、分２次服用。

2、腎陽虚

主証：経断前後、経行量多、経色淡黯、或いは崩中漏下、精神萎靡、面色晦黯、腰脊冷痛、小便清長、夜尿頻数、或いは面浮肢腫、舌淡、或いは胖嫩で舌辺に歯痕有り、苔薄白、脈沈細弱。

治法：温腎扶陽

方薬：右帰丸加減《景岳全書》P130

　　　制附子　肉桂　熟地黄　山薬　山茱萸　枸杞子　兔絲子　鹿角膠　当帰　杜仲

　　毎日1剤、水煎服、分2次服用。

3、腎陰陽倶虚証

主証：経断前後、月経乱れ、量少、或いは多、急に寒くなったり熱くなったり、ホットフラッシュ、頭暈耳鳴、健忘、腰脊冷痛、舌淡、苔薄、脈沈弱。

治法：陰陽双補

方薬：二仙湯《中医方剤臨床手冊》P197　合二至丸《醫便》P197　加兔絲子、何首烏、龍骨、牡蠣

　　　仙茅　淫羊藿　巴戟天　当帰　塩知母　塩黄柏　旱蓮草　女貞子　兔絲子

　　　何首烏　龍骨　牡蠣

　　毎日1剤、水煎服、分2次服用。

【参考：辨証論治】

　　(1) 経断前　肝鬱兼肝陰虚（肝陰虚とは違う）

肝鬱	急躁易怒、噯気矢気、太息頻繁。 精神抑鬱時加重	柴胡疎肝散　P157
肝陰虚	急躁易怒、五心煩熱、口干、顴紅。少寐。 疲労時及び精神抑鬱時、不足睡眠時、發汗後加重。	加味逍遙散　P140
肝陰虚火旺	肝陰虚＋盗汗、面気逆、 向下時眩暈、頭脹痛、耳鳴耳聾。	六味地黄丸加黄柏知母方　P212
心肝陰虚火旺	＋不安、不眠、少寐、心悸。	六味地黄丸加黄柏知母方　P212 合天王補心丹　P188

（2）経断后　腎虚

腎陰虚兼心火旺	六味地黄丸加黄柏知母方加黄連	P212
腎陰虚兼心陰虚不安があると気逆して不眠	天王補心丹	P188
	六味地黄丸加黄柏知母方	P212
	合天王補心丹	P188
腎陽虚兼心陰虚	交泰丸	P153
	桂枝加龍骨牡蠣湯	P148
仕事の処理能力を超える人		
易驚と不安（腰痛等を無視する）	腎気丸	P170

【予后】　適切な治療、適切な療養により多くは自然治癒する。

【予防養生】

⑴精神状態を調える。

⑵適切な労働と休息。

⑶節度ある嗜好品。

第七節　帯下病

　帯下の量が明確に増え、色、質、臭いの異常発生、或いは全身症状や局部の症状を伴う者を帯下病、又は下白物、流穢物(あい)と称す。

【病因病機】　脾陽虚、腎陽虚、水湿内停し、任脈(にんみゃく)・帯脈(たいみゃく)に下注して帯下となる。腎陽虚損し、精気が滑脱して帯下となる。陰虚が湿を挟み、湿熱下注(げちゅう)し、湿毒蘊結し、任脈(にんみゃく)・帯脈(たいみゃく)損傷し帯下となる。

【診断】　帯下量多。色白或いは淡黄、或いは赤白混じり、或いは膿の様に黄緑、或いは米泔汁の様に混濁し、質は水の様に清稀で、或いは膿の様に粘稠で、或いは乳が固まった雪花菜（おから）の様で、或いは泡沫状の様で、臭いは無臭、或いは臭気があり、或いは臭穢(しゅうあい)を嗅ぐに絶えられない。

【辨証論治】

1、脾陽虚型

主証：帯下量多、色白或いは淡黄、質稀薄、無臭気、ダラダラと止まらず、神疲倦怠、四肢不温、納少便溏(のうしょうべんとう)、両足の甲が腫れ、面色晈白(こうはく)、舌質淡、苔薄膩(はくじ)、脈緩弱。

治法：完帯湯《傅青主女科》P143

　　　白朮　山薬　人参　白芍　蒼朮　甘草　陳皮　黒芥穂　柴胡　車前子

　　毎日１剤、水煎服、分２次服用。

2、腎陽虚型

主証：帯下量多、色白清冷、水の様に稀薄で、淋漓(りんり)と止まらず、頭暈耳鳴、折れる様な腰痛、四肢が冷え寒がる、小腹が冷え、小便頻繁で夜間は特に甚だしい、大便は薄い軟便で、顔色は晦暗(かいあん)、舌淡潤、苔薄白、脉沈細而(ちんさい)

遅。

治法：温腎助陽、固摂止帯。

方薬：内補丸《女科切要》P196

　　　鹿茸　兎絲子　沙苑子　黄耆　白蒺藜　紫菀　肉桂　桑螵蛸　肉蓯蓉　制附子

毎日1剤、水煎服、分2次服用。

※崩の様な帯下を白崩という。脾腎を補い、奇経を固め、渋精止帯の生薬を佐薬とする。

　方薬は固精丸《済陰綱目》

　　　牡蠣　桑螵蛸　龍骨　白石脂　白茯苓　五味子　兎絲子　韮子

毎日1剤、水煎服、分2次服用。

3、陰虚挟湿型

主証：帯下量は大して多くなく、色黄、或いは赤白混じり、質稠、或いは臭気有り、陰部に乾燥感があり不快で、或いは灼熱感、腰膝酸軟、頭暈耳鳴、顴赤唇紅、五心煩熱、失眠多夢、舌紅、苔少、或いは黄膩、脉細数。

治法：滋陰益腎、清熱袪湿。

方薬：六味地黄丸加黄柏知母方《醫宗金鑑》P188　加芡実、金桜子

　　　生地黄　山茱萸　山薬　牡丹皮　澤瀉　茯苓　知母　黄柏　芡実　金桜子

毎日1剤、水煎服、分2次服用。

4、湿熱下注型

主証：帯下量多、色黄、粘稠、臭気有り、或いは陰部の瘙痒を伴い、胸悶心煩、口苦咽干、食欲にむらがあり、小腹、或いは少腹が痛み、小便短黄、舌紅、苔黄膩、脉濡数。

治法：清熱利湿止帯。

方薬：止帯方《世補齊・不謝方》P161

　　　猪苓　茯苓　車前子　澤瀉　茵陳　赤芍　牡丹皮　黄柏　梔子　牛膝

毎日1剤、水煎服、分2次服用。

※若し帯下量多、色黄或いは膿の様に黄緑で、質粘稠或いは泡沫状を呈

し、臭気があって、陰部の痒痛を伴い、頭暈目眩、口苦咽干、煩躁易怒、便結尿赤、舌紅、苔黄膩、脈弦滑而数。であれば瀉肝清熱除湿で治すとよい。

方薬は龍胆瀉肝湯《醫方集解》P210　加苦参、黄連

龍胆草　柴胡　梔子　黄芩　車前子　木通　澤瀉　生地黄　当帰　甘草　苦参　黄連

毎日１剤、水煎服、分２次服用。

※若し帯下多く、色白、豆腐のかすの様で或いは乳が固まった様で、陰部瘙痒、胸悶して食欲にむらがあり、舌紅、苔黄膩、脈滑数。であれば清熱利湿、疎風化濁で治すとよい。

方薬は萆薢滲湿湯《瘍科心得集》加蒼朮、藿香

萆薢　薏苡仁　黄柏　赤茯苓　牡丹皮　澤瀉　滑石　通草　蒼朮　藿香

毎日１剤、水煎服、分２次服用。

５、湿毒蘊結型

主証：帯下量多、膿の様に黄緑、或いは赤白混じり、或いは五色雑下、米のとぎ汁の様で、臭穢は嗅ぐに絶えられない、小腹疼痛、腰骶酸痛、口苦咽干、小便短赤、舌紅、苔黄膩、脈滑数。

治法：清熱解毒除湿。

方薬：五味消毒飲《醫宗金鑑》P157　加土茯苓、薏苡仁

蒲公英　金銀花　野菊花　紫花地丁　天葵子　土茯苓　薏苡仁

毎日１剤、水煎服、分２次服用。

【参考】

帯下　：排卵と生理の前後に少量出る。

白帯下：クリーム色が付く

黄帯下：黄色が付く

赤帯下：赤みがかった　赤白帯に同じ

雑色帯：青、黒、黄、白、赤　色々混ざる

白崩　：如米泔水（必ず量多）
　　　　　陰部に熱感有り：子宮癌
白淫　：白～黄色の粘液　夜に夢交がある　1～2週間続き痩せる

【参考：辨証論治】
　白帯

1、脾気虚
主証：帯下色白、稀薄量多、時に清冷して水の如し、無臭味、面色蒼白、或いは萎黄、或いは形体肥胖、疲倦乏力、食少、或いは食後嗜眠、面浮腫（朝のみ）、便溏。

方薬：完帯湯《傅青主女科》P143
　　　　白朮　山薬　人参　白芍　車前子　蒼朮　炙甘草　陳皮　黒芥穂　柴胡
　　　参苓白朮散《太平恵民和剤局方》P174
　　　　蓮子肉　薏苡仁　縮砂仁　桔梗　白扁豆　白茯苓　人参　甘草　白朮　山薬

2、腎陽虚
主証：帯下白色、量多、清水の如し、
　　　綿綿而下（月経時も下る）、腰膝酸軟、畏寒肢冷、小腹冷墜、小便清長、夜間尿増多、便溏。

方薬：金鎖固精丸《醫方集解》P148　或加附子
　　　　沙苑蒺藜　芡実　蓮鬚　煆龍骨　煆牡蠣
　　　内補丸《女科切要》P196
　　　　鹿茸　兎絲子　沙蒺藜　紫菀茸　黄耆　肉桂　桑螵蛸　肉蓯蓉　製附子　茯苓
　　　　白蒺藜

3、湿熱
主証：帯下量多、粘稠で腥臭、時に血液に夾み、頭重、身重、口渇不欲飲、或いは多飲せず、大便溏、或いは不爽、小便赤渋、或いは頻数疼痛。

方薬：止帯方《不謝方》P161　或加二妙丸

茵陳蒿　黄柏　黒梔子　赤芍　牡丹　牛膝　車前子　猪苓　茯苓　澤瀉

4、湿痰

主証：白帯下、量多、粘稠し痰状の如し、胸悶腹脹(きょうもんふくちょう)、或いは多痰、或いは浮腫、或いは嗜眠(しみん)、身重、或いは口淡、食少。

方薬：六君子湯《醫學正傳》P211

　　　半夏　茯苓　陳皮　人参　白朮　炙甘草　大棗　生薑

※六君子湯（脾気虚＋痰飲）便溏又は便秘、食少のみ

起床時面四肢浮腫、或いは眩暈（車船暈）、或いは起床時多痰、或いは起床時嗜眠(しみん)＋脾虚：食少、或いは食後嗜眠、疲倦乏力、気短。

比較）参苓白朮散（脾気虚＋湿邪）便溏(べんとう)泄瀉、或いは食少而泄瀉し易い。

黄帯

1、湿熱

主証：帯下色淡黄(レモン色)、或いは緑黄、或いは正黄(まっきい)、粘稠し臭気有り、面色淡黄、或いは面微浮腫、小便黄赤、口渇不多飲、大便溏(とう)而不爽(ふそう)。

方薬：止帯方《不謝方》P161　加薏苡仁

　　　茵陳蒿　黄柏　黒梔子　赤芍　牡丹　牛膝　車前子　猪苓　茯苓　澤瀉
　　　薏苡仁

　　　茵陳蒿湯《傷寒論》P128　加薏苡仁

　　　茵陳蒿　梔子　大黄　薏苡仁

　　　龍胆瀉肝湯《保嬰撮要》P212

　　　龍胆酒　澤瀉　車前子　木通　生地黄　当帰　山梔子　黄芩　甘草

2、気虚

主証：黄帯下日久しく止らず、量多而稀薄(きはく)、色淡黄、無臭気、疲倦乏力、食少、或いは食後嗜眠(しみん)、気短懶言(らんげん)。

方薬：補中益気湯《脾胃論》P203

　　　人参　黄耆　甘草　白朮　当帰　陳皮　升麻　柴胡

赤帯

1、肝火
主証：赤帯、或いは赤白帯下、質粘稠し臭気有り、陰部灼熱搔痒、心煩易怒、
　　　口苦、尿赤、排尿困難。
方薬：龍胆瀉肝湯《醫方集解》P212
　　　　龍胆草　黃芩　梔子　澤瀉　木通　車前子　当帰　生地黃　柴胡　甘草

2、腎陰虚
主証：赤帯稀薄、陰部灼熱、或いは刺痛、手足煩熱、口干、盗汗、腰膝酸軟。
方薬：六味地黃丸加黃柏知母方《醫方考》P188
　　　　熟地黃　山茱萸　山薬　牡丹皮　白茯苓　澤瀉　黃柏　知母
　　　約陰丸《景岳全書》P210
　　　　當歸　白朮　芍薬　生地　茯苓　地楡　黃芩　白石脂　北五味　丹参　川続斷

　雑色帯

1、湿熱邪毒
主証：雑色帯下、穢臭、気味は異常、口苦、尿赤、胸悶、食少、少腹脹痛。
方薬：温清飲《萬病回春》P133
　　　　當歸　芍薬　熟地黃　川芎　黃連　黃芩　黃柏　梔子

2、臟虚　気血陰陽両虚
主証：雑色帯下、無臭味、面色蒼白、疲倦乏力、形寒、頭目頭暈、腰膝酸軟、
　　　便溏薄。
方薬：十全大補湯《太平惠民和劑局方》P164
　　　　人参　肉桂　川芎　地黃　茯苓　白朮　甘草炙　黃耆　當歸　白芍薬
　　　伏龍肝湯《備急千金要方》P202
　　　　伏龍肝　生地黃　生薑　甘草　艾葉　赤石脂　桂心
　　　黃耆建中湯《金匱要略》P135
　　　　黃耆　桂枝　芍薬　大棗　生薑　炙甘草　膠飴

白崩（中年～老年）

1、脾腎陽虛

主証：水様性、或いは白色、或いは透明な分泌物が流出、無気味、疲倦乏力、腰膝酸軟（いかんしれい）、畏寒肢冷、食少、便溏（べんとう）。

方薬：既済丹《孫文垣医案》

鹿角霜　當歸　白茯苓　石菖蒲　遠志　龍骨　白石脂　益智仁　山薬　　　　数日

祕精丸《嚴氏濟生方》P201

煆牡蠣　兎絲子　龍骨　五味子　韭子　白茯苓　煆白石脂　桑螵蛸　　　　数日

附子理中湯《三因極一病證方論極》P202

大附子　人参　乾姜　甘草　白朮　　　　　　　　　　　　　　　　　六ヶ月

2、毒邪浸注

主証：帯下白、或いは米泔水様、量多臭気穢臭（あいしゅう）、形体消瘦（しょうそう）、面色灰黒（かいこく）、小腹或いは陰部疼痛。

土茯苓湯《不明》

人参　黄耆　白朮　茯苓　猪苓　薏苡仁　土茯苓　半枝蓮　乳香　没薬

白淫（はくいん）　夢交后

1、心肝火旺　1週間～20日継続

主証：夜寐夢交后、陰部に淡黄、或いは白色の粘液有り、身熱煩躁、口渇、腰膝酸軟、尿赤。

方薬：清心蓮子飲《太平恵民和劑局方》P178

蓮肉　人参　黄耆　茯苓　麦門　地骨皮　車前子　黄芩　甘草

2、陰虛内熱　1週間～20日継続

主証：白淫稀薄、頭暈目眩、手足煩熱、口干、潮熱顴紅（ちょうねつかんこう）、腰膝酸軟。

方薬：六味地黄丸加黄柏知母方《醫方考》P188

熟地黄　山茱萸　山薬　牡丹皮　白茯苓　澤瀉　黄柏　知母

3、心腎陽虚　3日に1回

主証：白淫稀薄、起床后疲労、心悸、不寐、畏寒肢冷、腰膝酸軟。

方薬：桂枝加龍骨牡蠣湯《傷寒論》P149

　　　桂枝　芍薬　生薑　甘草　大棗　龍骨　牡蠣

【予后】　多くは病気は治癒する。治さなかったり、誤治は月経異常、癥瘕、不妊症などに至ることがある。帯下が久しく治らないものは、悪性に病変しやすいと警告されている。

【予防養生】

(1)外陰部の清潔を保持する。

(2)肥甘、辛辣の食品の過食を避け、湿邪の侵襲を避ける。

(3)複数の子宮内手術を避ける。

(4)婦人科の定期健診。

第八節　妊娠病

　　妊娠期間に発生する妊娠に関係する疾病を妊娠病、又は胎前病と称す。妊娠病の発生機理は四つある。一つ目は陰血虚、二つ目は脾腎虚、三つ目は衝気上逆、四つ目は気滞である。

　【診断】　①まず妊娠の診断を明確にする。②激経、閉経、癥瘕等と鑑別する。③臨床症状の根拠を検査する。④胎児が已に死んでいるか生きているかの鑑別に注意する。胎児の発育情況及び母体の健康状況に注意し、必要時には堕胎等の注意を要する。妊娠病と治療原則は、多くは治療と安胎を平行して行い、堕胎は益母を以って行う。妊娠期間、全ての峻下、滑利、袪瘀、破血、耗氣、散気及び一切の有毒薬品全てを慎重に用い、或いは禁用する。所謂「有故無死、亦無死也」。但、厳格な薬剤量の把握をすべきである。「衰其大半而止」を以って動胎、傷胎を防ぐ。

一、悪阻

　　妊娠早期に出現する悪心嘔吐、頭暈倦怠、甚だしければ食べれば直ぐ吐く者を「悪阻」、亦た「病児」「阻病」と称す。《胎産心法》云う「悪阻の者、胎気有れば、悪心しその飲食を塞ぐ也」

【病因病機】

(1)衝気上逆し、胃の和降を失う。

(2)脾胃虚弱。孕后血を下に集め養胎し、衝脈気盛んに転じ、経を循り上逆し胃を犯し、胃は和降を失調する。

(3)肝胃不和。孕后血を下に集め養胎し、肝火は益々旺盛になり、上逆し胃を犯

し、胃は和降を失調する。

【診断】 悪心嘔吐頻繁、頭暈、厭食、甚だしければ食臭をかぐのを嫌がる、食すれば直ぐ吐く、不食でも亦た吐く。重症だと全身乏力、精神萎靡、消痩、更に甚だしければ血圧降下し、体温上昇、黄疸、嗜眠或いは昏迷する。

【辨証論治】

1、脾胃虚弱証

主証：妊娠初期、悪心嘔吐不食、甚だしければ食入れれば直ぐ吐す、口淡、嘔吐清涎（とせいせん）、頭暈体倦、脘腹脹、舌淡、苔白、脈緩滑（かんかつ）無力。

治法：健脾和胃、降逆止吐。

方薬：香砂六君子湯《古今名医方論》P154

　　　人参　白朮　茯苓　甘草　半夏　陳皮　木香　砂仁　生姜

　　毎日1剤、水煎服、分2次服用。

【参考：辨証論治】

　脾気虚弱

主証：悪心、嘔吐清水、眩暈、食少、或いは食後嗜眠（しみん）、四肢倦怠乏力。

治法：香砂六君子湯《古今名医方論》P154

　　　人参　白朮　茯苓　甘草　半夏　陳皮　木香　砂仁　生姜

　　乾薑人参半夏丸《金匱要略》P142　冷水服

　　　乾薑　人参　半夏

2、肝胃不和証

主証：妊娠初期、悪心、嘔吐酸水、或いは苦水、油膩（ゆじ）が気持ち悪く、煩渇、口干口苦、頭脹而頭暈、胸満肋痛、噯気嘆息（あいきかんそく）、舌淡紅、苔微黄、脈弦滑。

治法：清肝和胃、降逆止嘔。

方薬：橘皮竹茹湯《金匱要略》P144　加姜、半夏、枇杷葉、竹茹、烏梅

　　　橘皮　竹茹　大棗　人参　生姜　甘草　生薑　半夏　枇杷葉　竹茹　烏梅

　　毎日1剤、水煎服、分2次服用。

　　※治療しても未だ癒えず、嘔吐激烈で、日に久しく持続し、変じて乾嘔或いは苦黄水を、甚だしければ血水を嘔吐し、精神萎靡、形体消痩、

眼眶下陥、双目無神、四肢乏力、或いは発熱口渇、尿少便秘、唇舌乾燥、苔薄黄而干或いは光剥、脈細滑数無力、これらは気陰両虚の証である。益気養陰、和胃止嘔で治すのがよい。

生脈散《内外傷辨惑論》P170　合増液湯《温病條辨》P181

　人参　麦冬　五味子　玄参　生地黄

毎日１剤、水煎服、分２次服用。

※悪阻重症で治療しても顕著に好転出来なくて、水分補給が出来ず、尿ケトン体が陽性で、電解質異常の者は中西医結合の治療も重要である。

３、肝心不和証

【参考：辨証論治】

　肝心不和

主証：悪心嘔吐、酸水を、或いは苦水を吐す、口苦、食少、噯気、排便困難、溺赤、心煩、偏頭痛。

方薬：苦散《幼幼新書》P148　合二陳湯少量《太平恵民和剤局方》P196

　　呉茱萸　黄連　白芍薬　半夏　陳皮　茯苓

４、湿痰阻滞証

【参考：辨証論治】

主証：嘔吐痰涎、油膩を嗅ぎたくない、胸脘痞悶、飲食を思わず、神疲乏力。

方薬：小半夏加茯苓湯《金匱要略》P167

　　半夏　生薑　茯苓

５、胃陰虧虚証

【参考：辨証論治】

主証：悪心嘔吐、口干、心煩嘈雑、面色紅潮、手足煩熱、小便赤黄。

方薬：橘皮竹茹湯《金匱要略》P144

　　橘皮　竹茹　大棗　人参　生姜　甘草

　　　　生脈散《内外傷辨惑論》P170　合増液湯《温病條辨》P181
　　　　　人参　麦冬　五味子　玄参　生地黄
　　　※嘈雑無きは麥門冬湯《金匱要略》P199
　　　　　麦門冬　半夏　人参　甘草　粳米　大棗

【予后】　悪阻は早期の治療により、大半は治癒する。若し体温が38度以上に上がり、心拍数が120回/分を超え、持続性の黄疸或いは持続性の蛋白尿、精神萎靡不振などが出現すれば、妊娠終止を考慮しなければならない。
【予防養生】
⑴緊張した心理状態を除く。
⑵さっぱりしたものを食べ、飲食物を消化しやすくする。味の濃い美味しいもの、辛辣の食べ物を断つ。

二、妊娠腹痛

　妊娠期に胞脉阻滞或いは失養が原因で小腹に疼痛を発生させる者を「妊娠腹痛」と称す。亦た「胞阻」「痛胎」「胎痛」「妊娠小腹痛」と名付ける。
【病因病機】
⑴血虚：孕后陰血は虚を益し、胞脉は失養す。
⑵気滞：孕后肝は所養を失い、肝は条達を失い、血行阻を受け、胞脉は不暢す。
⑶虚寒：孕后復寒邪を受け、胞脉は温煦を失う。
⑷血瘀：子宮、胞脉を阻滞する。
【診断】　妊娠期に小腹部疼痛が出現する。
【辨証論治】

1、血虚証

主証：妊娠後小腹が長々と続き、按ずれば痛み減じ、面色萎黄、頭暈目眩、或いは心悸、少寐(しょうび)、舌淡、苔薄白、脈細滑弱。
治法：養血安胎止痛。
方薬：当帰芍薬散《金匱要略》P193　加何首烏、桑寄生

当帰　芍薬　川芎　茯苓　白朮　澤瀉　何首烏　桑寄生

毎日１剤、水煎服、分２次服用。

２、気滞証

主証：妊娠後小腹 脇肋脹痛、或いは少腹脹痛、情志抑鬱、噯気吐酸、或いは煩躁易怒、苔薄黃、脈弦滑。

治法：疏肝解鬱、養血安胎。

方薬：逍遙散《太平惠民和劑局方》P169

　　　柴胡　白朮　茯苓　当帰　白芍　薄荷　煨姜　炙甘草

毎日１剤、水煎服、分２次服用。

３、虚寒証

主証：妊娠後小腹冷痛、喜温喜按、面色白、形寒肢冷、納少便溏、舌淡、苔白滑、脈沈細滑。

治法：暖宮止痛、養血安胎。

方薬：芎帰膠艾湯《金匱要略》P146　加巴戟天、杜仲、補骨脂

　　　阿膠　艾葉　当帰　川芎　白芍　干地黃　甘草　巴戟天　杜仲　補骨脂

毎日１剤、水煎服、分２次服用。

４、血瘀証

主証：妊娠後小腹に常に隠痛を感じ、或いは刺痛、痛所は移らず、或いは癥瘕が有り、舌黯で瘀点があり、脈弦滑。

治法：養血活血、補腎安胎。

方薬：桂枝茯苓丸《金匱要略》P150　合寿胎丸《醫學衷中參西録》P165

　　　桂枝　茯苓　牡丹皮　芍薬　桃仁　兔絲子　桑寄生　続断　阿膠

毎日１剤、水煎服、分２次服用。

【予後】　予後良好。病気久しければ胎漏に至り、胎動不安で、堕胎または小産になる。

【予防養生】
(1)過労や重いものを持ったり、激烈な運動を避ける。
(2)性生活の禁止
(3)精神的にリラックスしておく。

三、異位妊娠

受精卵が子宮体腔以外で着床し発育するものを「異位妊娠」「宮外孕」と称す。異位妊娠は輸卵管妊娠、卵巣妊娠、腹腔妊娠、円靱帯妊娠、子宮頸妊娠、及び子宮残角妊娠を総括している。子宮外妊娠は子宮以外の妊娠を示していて、子宮頸妊娠や子宮残角妊娠を含まない。

異位妊娠は更に広義な意味を含んでいる。中醫學の古籍の中には、異位妊娠の記載は見られない。ただ、「妊娠腹痛」「胎動不安」「胎漏」という相関する記載はある。

【病因病機】
(1)気虚血瘀：受精及び時に子宮への運達出来ず
(2)気滞血瘀：胞脈不暢し、受精卵が阻滞して子宮への運達出来ず

【辨証論治】

1、未破損期

主証：患者は、継発性閉経や早年期の妊娠歴があり、或いは片側に下腹部隠痛、或いは陰道の出血が淋漓。

　　　婦科検査において片側に附属した触診可能な軟性の包塊があり、圧痛、妊娠試験陽性或弱陽性。舌正常、苔白薄、脈弦滑。

方薬：宮外孕Ⅱ号方《山西医学院附属第一医院》加蜈蚣、全蝎、紫草。

　　　丹参　赤芍　桃仁　三棱　莪朮　蜈蚣　全蝎　紫草

2、已破損期　卵管妊娠の流産或破裂した者

(1)ショック型：卵管妊娠破損后急性の大量出血を引き起こす、ショック症状を有す。

主証：突発性下腹劇痛、肛門下墜感、面色蒼白、四肢厥冷、或冷汗淋漓、悪心嘔吐、血圧下降或穏定せず、時に煩躁不安有り、脈微絶えんと欲し或細数無力。

治法：益気固脱、活血祛瘀

方薬：生脈散《内外傷辨惑論》P170　合宮外孕一号方《山西医学院附属第一医院》

　　　人参　麦冬　五味子　赤芍　丹参　桃仁

(2)不安定型：卵管妊娠破損后時間は長くなく、病状が安定せず、再び次の内出血の可能性がある。

主証：腹痛拒按、腹部に圧痛有り反跳痛に及ぶ、但し次第に軽減する、触診により境が不清な包塊で、少量の陰道出血があり、或頭暈神疲、血圧安定、舌正常或舌質淡、苔白薄、脈細緩。

治法：活血化瘀、佐以益気

方薬：宮外孕Ⅰ号方《山西医学院附属第一医院》加党参、黄耆

　　　赤芍　丹参　桃仁　党参　黄耆

(3)包塊型：卵管妊娠破損して比較的時間が経過し、腹腔内で血液が血腫包塊を已に形成している者。

主証：腹腔血腫包塊形成、腹痛は次第に軽減する、下腹墜脹或便意感有り、陰道に出血は次第に止まる、舌質黯或正常、苔白薄、脈細渋。

治法：活血祛瘀消癥

方薬：宮外孕Ⅱ号方《山西医学院附属第一医院》

　　　丹参　赤芍　桃仁　三棱　莪朮

　　消癥散《経験方》

　　　千年健60g　続断20g、追地風、花椒各60g、五加皮、白芷、桑寄生各120g、艾葉500g、透骨草250g、羌活、独活各60g、赤芍120g、當帰尾120g、血蝎60g、乳香60g、没薬60g

上薬共に末と為し、毎250gを一回分として、ガーゼに包み、30分間蒸し、熱いうちに外用する、毎日2回10日を1クールとする。

四、胎漏、胎動不安

　妊娠期間、陰道に少量の出血、出たり止まったり、或いは淋漓(りんり)として止まらず、腰痛無く、腹痛、小腹下墜の者を「胎漏」または「崩漏」あるいは「漏胎」と称す。妊娠期間に出現する腰酸、小腹下墜、或いは少量の陰道出血を伴うものは、「胎動不安」と称す。胎漏、胎動不安は堕胎、小産の前兆である。

【病因病機】
(1)腎虚：衝任損傷し、胎元は固まらず。
(2)血熱：熱が衝任を傷め、胎元を擾動する。
(3)気血虚弱：衝任匱乏し、胎元を滋養し固摂することが出来ない。
(4)血瘀：子宮、衝任を瘀阻するため、胎元が失養し固摂出来ない。

【診断】　妊娠期間に出現する少量の陰道出血があり、明確な腰酸、腹痛がなければ胎漏と診断出来る。妊娠期に出現する腰酸、腹痛、下墜が少量の陰道出血を伴えば胎動不安と診断出来る。

【辨証論治】

1、腎虚証

主証：妊娠期陰道少量出血、色淡黯、腰酸、腹痛、下墜、或いは幾度も妊娠し幾度も堕胎、頭暈耳鳴、夜間尿、眼眶(がんきょうあんこく)黯黒、或いは顔に黯斑(あんはん)有り、舌淡黯、苔白、脈沉細滑尺脈弱(ちんさいかつ)。

治法：補腎健脾、益気安胎。

方薬：寿胎丸《醫學衷中參西録》P165　加党参、白朮

　　　　兔絲子　続断　桑寄生　阿膠　党参　白朮

　　　毎日1剤、水煎服、分2次服用。

2、血熱証

主証：妊娠期陰道少量出血、色鮮紅、或いは深紅、質稠、或いは腰酸(ようさん)、口苦咽干、心煩不安、大便秘結、尿色黄、舌質紅、苔黄、脈滑数(かつさく)。

治法：清熱涼血、養血安胎。

方薬：補陰煎《景岳全書》P202

　　　　生地黄　熟地黄　白芍　山薬　続断　黄芩　黄柏　甘草

毎日1剤、水煎服、分2次服用。

3、気血虚弱証

主証：妊娠期少量陰道出血、色淡紅、質稀薄、或いは小腹空墜、腰酸、面色皎白、心悸気短、神疲肢倦、舌質淡、苔薄白、脈細弱滑。

治法：補気養血、固腎安胎。

方薬：胎元飲《景岳全書》P184

　　　人参　白朮　炙甘草　当帰　白芍　熟地黄　杜仲

　　毎日1剤、水煎服、分2次服用

4、血瘀証

主証：癥積が宿り、孕后常に腰酸腹痛下墜、陰道下血し、色黯紅、或いは妊娠、継続して腹痛或少量の陰道出血、舌黯黒、或いは瘀斑有り、脈弦滑或いは沉弦。

治法：活血消癥、補腎安胎。

治法：桂枝茯苓丸《金匱要略》P150　合寿胎丸《醫學衷中參西録》P165

　　　桂枝　茯苓　芍薬　牡丹皮　桃仁　兔絲子　桑寄生

　　毎日1剤、水煎服、分2次服用。

【参考：辨証論治】　堕胎12週内・小産12～28週

1、損胎瘀阻

主証：妊娠早期に陰道流血量多、色紅血塊有り、小腹墜脹疼痛、或いは已に胎塊を排出し、但し陰道持続流血、神疲気短、面皎白、頭暈心悸、腰膝酸軟。

方薬：生化湯《傳青主女科》P176　加牛膝、紅花、車前子

　　　當歸　川芎　桃仁　黒薑　炙甘草　牛膝　紅花　車前子

2、血虚気脱

主証：堕胎、或いは小産中、陰道突然大量出血、甚しければ暴下不出す。

面色蒼白、神識昏迷、呼吸促迫、目合口開、手を撒（ま）き、肢は厥す、大汗淋漓。

方薬：破証奪命丹《是齋百一選方》P198

　　　人参

　　参附湯《嚴氏濟生續方》P173

　　　人参　附子

【参考：辨証論治】　滑脱３回以上の流産

1、脾腎両虚

主証：滑胎、滑した后、瘀が受孕を難しくする、経量少、色淡色或暗、
　　　腰膝酸軟、疲倦乏力、食少便溏（べんとう）、食後嗜眠（しみん）、気短懶言（きたんらんげん）、夜尿頻多、眼瞼黯黒（がんきょう）。

方薬：補腎固衝丸《中医学新編》

　　　菟絲子　續斷　巴戟天　杜仲　當歸　熟地黄　鹿角霜　枸杞子　阿膠　党参
　　　白朮　大棗　砂仁

　　至宝三鞭丸《新編中成葯手冊》P161（食少の場合１〜２丸）

　　　鹿鞭　海狗鞭　蛤蚧　海馬　廣狗鞭　鹿茸　人参　青花桂　沈香　龍骨
　　　覆盆子　補骨脂　桑螵蛸　兔絲子餅　遠志　淫羊藿　蛇床子　牛膝　川椒
　　　白芍　當歸　冬朮　茯苓　杜仲炭　甘草　何首烏　肉蓯蓉　狗脊　芡実
　　　黄耆　巴戟天　生地黄　熟地黄　澤瀉　黄檗　小茴香　牡丹皮　九節菖蒲
　　　山薬　甘松

2、気血虚弱

主証：滑胎、経量少、色淡、或いは経閉。面色晈白（こうはく）、疲倦乏力、嗜臥嗜眠（しがしみん）、眩暈。

方薬：泰山盤石散《景岳全書》P184

　　　人參　黄耆　當歸　川續斷　黄芩　川芎　白芍藥　熟地　白朮　炙甘草　砂仁
　　　糯米

3、陰虚血熱
主証：胎滑、月経量少、或いは崩中漏下(ろうげ)、経色紫紅、或いは鮮紅、質粘稠。
　　　両顴潮紅、手足煩熱、煩躁不寧、口干、形体消痩。
方薬：両地黄湯《景岳全書》P214
　　　　大地黄　元参　白芍薬　麦門　地骨皮　阿膠

4、虚寒
主証：胎滑、経量少、小腹冷痛、四肢不温、畏寒、腰膝酸軟、大便泄瀉、小便
　　　清長。
方薬：安胎白朮散《不明》
　　　　白朮　川芎　呉茱萸　甘草

【予后】　多くは妊娠の継続が出来る。出来ないのは、遺伝や子宮の奇形の為である。
【予防養生】
⑴婚前、孕前に検査。
⑵妊娠初期に性生活の禁止

五、子癇(しかん)

　妊娠後期或いは臨月及びお産の直後に、突然発生する眩暈転倒、人事不省、両目上視、牙関緊閉、四肢抽搐、全身硬直が起こり、しばらくすると回復し、再び発作が起こる、甚だしければ混迷し精神状態が回復しない者を「子癇」と称す、あるいは「子冒」「妊娠癇証」とも称す。産前に子癇は多く見られる。子癇は産科の危、急、重症で母子共に生命安全に厳重な脅威を表す。現在、妊産婦及び胎児死亡原因の第一番になっている。
【病因病機】
⑴肝風内動。孕后は陰血が養胎して、腎精不足し、心肝失養する。肝陽上亢し、
　　風火相煽(そうせん)する。

⑵痰火上擾。陰虚内熱、津を灼し痰を成す、痰熱盛んに混じり、上蒙清竅になる。

【診断】
　妊娠後期、正しい分娩時に、或いは分娩後に、突然眩暈し、人事不省、牙関緊閉、四肢抽搐、角弓反張、しばらくすると回復し、再び発作が起こる、甚だしければ混迷し戻らない。

【急症処理】　正確な診断をした後、直ちに入院治療で積極的な治療を行う。

【辨証論治】

1、肝風内動症

主証：妊娠後期、或いは出産前、及び出産後、頭痛、頭暈、突然に四肢抽搐、人事不省、牙関緊閉、角弓反張、時に起こり時に止まり、顔面紅潮を伴い、口干咽乾、舌紅或いは絳無苔或いは花剥、脈数。

治法：滋陰潜陽、平肝熄風

方薬：羚角釣藤湯《重訂通俗傷寒論》P214

　　　羚羊角　釣藤　桑葉　川貝母　生地黄　菊花　白芍　茯神　鮮竹葉　甘草

毎日1剤、水煎服、分2次服用。

2、痰火上擾証

主証：妊娠後期、或いは出産前、及び出産后、頭暈頭重、胸悶泛悪、突然転倒、人事不省、全身抽搐、気粗痰鳴、舌紅、苔黄膩、脈弦滑数。

治法：清熱開竅、豁痰熄風。

方薬：牛黄清心丸《痘疹世醫心法》P155　加竹瀝

　　　牛黄　朱砂　黄連　黄芩　山梔子　鬱金　竹瀝

毎日1剤、水煎服、分2次服用。

　　安宮牛黄丸《温病條辨》P123

　　　牛黄　鬱金　犀角　黄連　朱砂　梅片　麝香　真珠　山梔　雄黄　金箔衣　黄芩

温水に溶解させて流し込んで服用或いは鼻腔からチューブで注入。一回半丸から一丸。一日に2回から3回。

【予後】 子腫、子暈（子癇の前兆）、子癇は同一疾病で段階が異なる。まず子腫、子暈は中薬治療の有効な時期で、若しこの時に治療を施さなければ、病状は発展して、子癇の前兆が先ず現れ子癇となる。子暈の発作を一度起こすと、中西医結合の治療が必要になり、適時に治療し処置を行えば、母子共に無事である。若し抽搐（ひきつけ）発作を反復して起こしたり、抽搐時間が長ければ、往々にして予後不良となる。

【予防養生】
(1)早期診断と治療。
(2)休息に注意し、左側を向いて横になり、精神状態を良くし、高蛋白、高ビタミン食を多く飲食し、抽搐を防ぐ、一般に食塩制限は厳格ではない。
(3)子癇の看護は一人部屋がよい。話し声や光線の刺激を避け、ベッドの周囲を保護板により患者の転倒を防ぐ。取り外せる入れ歯等を取り外し、昏迷期間は飲食を禁止する。
(4)妊娠を止める。子癇を以って妊娠を控え、また子癇に適応して妊娠を止める。それによって母と嬰児の死亡率を低下させ、併せて産後の併発症を減少させる。

第九節　産後病

　産婦には初産後及び産褥期があるうち、分娩或いは産褥に関係する疾病の発生を「産後病」と称する。歴代の医師は産後よくある病気と急重症とを総括する。
　①「三病」は、痙の病、鬱の病、大便難の病。
　②「三衝」は、衝心、衝肺、衝胃。
　③「三急」は、嘔吐、盗汗、泄瀉。
　産後病の病機の特徴は「多虚多瘀」で主に亡血と傷津、瘀血内阻（おけつないそ）、外感六淫、飲食房労所傷等です。
　産後病の診断は、四診八綱の運用から除外しさらに「三審」に注意しなければならない。すなわち、まず、小腹が痛むか痛まざるかを調べ、悪露停滞の有無を論じ、次に大便通か不通かを調べ、以って津液の盛衰を検査する。また乳汁の行、不行と飲食の多少を再審することにより、胃気の強弱を以って診断することが出来る。産後病は「産後に拘ること勿れ、また産後を忘れる事勿れ」を治療原則とし。具体的な治療法は補虚化瘀、清熱解毒、益気固表、調理腎肝脾などである。
　産後病の用薬に「三禁」がある。すなわち、大汗を禁ずるを以って亡陽を防ぎ、峻下を禁ずを以って亡陰を防ぎ、小便の通利を禁ずることによって亡津液を防がなれればならない。

一、産後発熱
　産褥期内で発熱が続く、或いは突然の高熱で寒戦する、そのほかの症状も併

せて「産後発熱」という。産後発熱は、産褥期に最もよく見られる重大な併発症で、急重症であり、今なお産婦の死亡の重要原因のひとつである。

【病因病機】

⑴感染邪毒：正邪交争。

⑵外感：営衛不和。

⑶血瘀：営衛不通し、鬱して発熱する。

⑷血虚：陰血驟虚し、外に陽浮する。

【診断】　発熱が持続し退かず、或いは突然の高熱、寒戦。

【急症処置】

⑴支持療法：営養療法と補水を行う。電解質平衡異常や病状が重篤な者或いは貧血の者には、何度も少量の輸血或いは輸血漿を行う。

⑵営血入熱、高熱不退、心煩汗出、斑疹隠隠（ぼんやりとした発疹）、舌紅絳、苔黄燥脈弦細微。

　　治療は、清営涼血養陰が宜しい。清営湯加味、或いは清開霊注射液を用いる。毎日20〜40ml 5％ブドウ糖注射液或いは生理食塩水の静脈点滴を行う。

⑶熱入心包、高熱不退、神昏譫語、甚だしければ昏迷、面色蒼白、四肢厥冷、脈微而数。

　　治療は涼血托毒、清心開竅が宜しい。清営湯で安宮牛黄丸を服用する。

⑷熱深厥脱、冷汗淋漓、四肢厥冷、脈微欲絶（絶えそうになる）など亡陽の症候、急当に回陽救逆する。生脈散を用いる。

⑸西洋医学は抗生物質或いは副腎皮質ホルモンを処方する。電解質が乱れるのを正し、ショック症状を抑え、時に及んでは傷口を処置する。もし骨盤内に膿腫がある場合は切開して取り出す。この病状が安定した後に原因を検査し、すぐに処置をする。

【弁証論治】

1、感染邪毒証

主証：産後高熱、寒戦、熱勢不退、小腹疼痛拒按、悪漏時に多く、時に少ない、
　　　色は紫黯息で臭穢、心煩口渇、尿少色黄、大便燥結、舌紅苔黄、脈数
　　　有力。

治法：清熱解毒、涼血化瘀。
方薬：五味消毒飲《医宗金鑑》P157　合失笑散《太平恵民和剤局方》P162　加牡丹皮、赤芍、魚腥草、益母草

　　　蒲公英　金銀花　野菊花　紫花地丁　天葵子　蒲黄　五靈脂　牡丹皮　赤芍　魚腥草　益母草

毎日1剤、水煎服、分2次服用。

2、外感証
主証：産後悪寒発熱、鼻流清涕(びりゅうせいてい)頭痛、肢体酸痛、無汗、舌苔薄白、脉浮緊。
治方：養血祛風、疏解表邪。
方薬：荊穂四物湯《医宗金鑑》P151　加防風、蘇葉

　　　荊芥　当帰　川芎　白芍　地黄　防風　蘇葉

毎日1剤、水煎服、分2次服用。

3、血瘀証
主証：産後悪寒時に作り、悪露下らず或いは下り亦た甚だしく量少、色紫黯で有塊、小腹疼痛拒按(きょあん)、舌黯或いは瘀点(しあん)有り、脉弦渋(げんじゅう)。
治方：活血化瘀、和営退熱。
方薬：生化湯《傅青主女科》P176　加丹参、牡丹皮、益母草

　　　当帰　川芎　桃仁　黒姜　炙甘草　丹参　牡丹皮　益母草

毎日1剤、水煎服、分2次服用。

4、血虚証
主証：産後低熱不退、腹痛綿綿(めんめん)、喜按、悪露量、或いは多、或いは少、色淡質稀、自汗、心悸、舌質淡、苔薄白、脉細数(さいさく)。
治法：補血益気、和営退熱。
方薬：補中益気湯《脾胃論》P203　加地骨皮

　　　人参　黄耆　甘草　白朮　当帰　陳皮　升麻　柴胡　地骨皮

毎日1剤、水煎服、分2次服用。

【予後】
(1)積極的で合理的な有効治療により、敏速に治癒することが出来る。
(2)中暑発熱（暑邪による発熱）、病の勢いは比較的急で、若し敏速に治さなければ、生命の危機に及ぶ可能性がある。
(3)感染による邪毒発熱は産後発熱の中で危険で重症なもので、敏速な治療で治癒ができる。しかし、治療をしなかったり誤治により生命に危険が及ぶ。例え救えても多器官の機能損傷を起こし産後虚損となる。

【予防養生】
　妊娠期の保健を強化する、栄養のバランスに注意する、体質強化、妊娠末期の性行為の禁止。
(1)正しい分娩処置、分娩中の厳しい無菌操作、なるべく産道損傷と産後出血を避ける。損傷した者は注意して縫合する。
(2)産褥期、風寒を避ける。規則正しい生活、外陰の清潔を保つ、性行為の禁止、外邪の侵入を防ぐ。
(3)産後に半臥位を取ることは悪露の排出に有効です。
(4)産道の汚染、産道手術、胎膜早破、産後出血等は感染の可能性がある者は、抗生物質或いは清熱解毒剤を与える。

二、産後身痛

　産褥期に肢体、関節酸痛、麻木が現れ重症な者を「産後身痛」と称する、また「遍身痛」、「産後関節痛」と称する。

【病因病機】
(1)血虚：経脈関節失于濡養、不栄則痛。
(2)血瘀、外感：経脉気血運行不暢、不通則痛。

【診断】　肢体関節酸痛、麻木重着、悪風畏寒、関節活動不利、甚だしければ則ち関節腫脹。

【弁証論治】

1、血虚証

主証：産後遍身関節酸楚、疼痛、肢体麻木、頭暈心悸、舌淡、苔少、脉細無力。

治法：補血益気、宣絡止痛。

方薬：黄耆桂枝五物湯《金匱要略》P134　加当帰、鶏血籐

　　　黄耆　桂枝　芍薬　生姜　大棗　當歸　鶏血藤

　　　毎日1剤、水煎服、分2次服用。

2、血瘀証

主証：産後遍身疼痛、或いは関節刺痛、之を按ずれば痛み甚だしい、悪露量少
　　　色黯、小腹疼痛し拒按、舌紫黯、苔薄白、脉弦渋。

治法：養血活絡、行瘀止痛。

方薬：生化湯《傅青主女科》P176　加桂枝、牛膝

　　　当帰　川芎　桃仁　黒姜　炙甘草　桂枝　牛膝

　　　毎日1剤、水煎服、分2次服用。

3、外感証

主証：産後遍身疼痛、項背不舒、関節不利、或いは痛みは遊走不定、或いは冷
　　　痛劇烈、悪風畏寒、或いは関節腫脹、重着、或いは肢体麻木、舌淡、
　　　苔薄白、脉浮緊。

治法：養血祛風、散寒除湿。

方薬：独活寄生湯《備急千金要方》P195

　　　独活　桑寄生　秦艽　防風　細辛　当帰　川芎　干地黄　杜仲　牛膝　人参
　　　茯苓　甘草　桂心　芍薬

　　　毎日1剤、水煎服、分2次服用。

【予後】

(1)すぐに治療すれば、全快する事が出来る。

(2)治療をしなかったり、誤治により、痺証や痿証に致る。

【予防養生】

(1)産褥期に風、寒、湿を避ける。

(2)栄養の強化。

(3)愉快な精神を保つ。

三、悪露不絶

産後に血性悪露が10日以上続き、依然として淋漓が尽きない者を「産後悪露不絶」、「悪露不止」という。

【病因病機】

(1)気虚：衝任は固まらず、摂血出来ず。

(2)血瘀：瘀血内阻し、帰経を得れず。

(3)血熱：衝任は熱擾し、血に迫り下行する。

【診断】 血性悪露が長々と続き尽きない。

【弁証論治】

1、気虚証

主証：悪露過期し尽ず、量多、色淡、質稀、無臭気、面色皎白、神疲懶言、四肢無力、小腹空墜、舌淡苔薄白、脉細弱。

治方：補気摂血固衝。

方薬：補中益気湯《脾胃論》P203　加艾葉、阿膠、益母草

　　　人参　黄耆　甘草　白朮　当帰　陳皮　升麻　柴胡　艾葉　阿膠　益母草

　　　毎日１剤、水煎服、分２次服用。

2、血瘀証

主証：悪露過期し尽ず、量時に少、時に多、色暗血塊有り、小腹疼痛し拒按、舌紫黯或いは辺に瘀点有り、脉沈渋。

治法：活血化瘀止血。

方薬：生化湯《傅青主女科》P176　加益母草、炒蒲黄

　　　当帰　川芎　桃仁　黒姜　炙甘草　益母草　炒蒲黄

　　　毎日１剤、水煎服、分２次服用。

3、血熱証

主証：産後悪露過期し尽（つき）ず、量は比較的多、色紫紅、質粘稠、臭味有り、面色潮紅、舌質紅、脉細数（さいさく）。

治法：養陰清熱止血。

方薬：保陰煎《景岳全書》P202　加益母草、七葉一枝花、貫衆

　　　生地黄　熟地黄　白芍　山薬　続断　黄芩　黄柏　甘草　益母草

　　　七葉一枝花、貫衆

　　　毎日１剤、水煎服、分２次服用。

【予後】
⑴敏速な治療で治癒が可能。
⑵出血が長引くと貧血を引き起こす。
⑶胎盤、胎膜の残留は感染を引き起こす。重大な者は出血過多が原因で昏厥する。
⑷出血淋漓不止で、２〜３ヶ月に達した者は、絨毛膜上皮癌を疑い、適切な関連検査を行う。

【予防養生】
⑴妊娠期の検査及び栄養養生。
⑵胎盤娩出後、胎盤胎膜が完全に整っているか否かの細かい検査が必須であり、子宮腔内に残っているならばすぐに清宮の対応をする。
⑶産後の適当な休息に注意する。産褥衛生に注意。風寒を避ける。栄養を増加させ、辛燥食品の食べ過ぎない。
⑷産後保健体操をする。

四、缺乳（けつにゅう）

　産後哺乳期に産婦の乳汁が甚だしく少ない或いは無乳の者を「缺乳」又は「産後乳汁不行」という。

【病因病機】

⑴気血虚弱し、乳汁生化不足する。
⑵肝鬱気滞や、痰濁阻滞(たんだくそたい)は、乳絡が不暢する。

【診断】 哺乳期中に、乳汁が甚だしく少なく乳児への養分不足。或いは乳汁が全くない。

【弁証論治】

1、気血虚弱証

主証：産後乳汁少、甚だしければ或いは全くない、乳汁が稀薄、乳房が柔軟で張らない、面色少華(しょうか)、倦怠乏力(けんたいぼうりょく)、舌淡苔薄白、脉細弱。

治法：補気養血、佐以通乳。

方薬：通乳丹《傅青主女科》P190

　　　人参　黄耆　当帰　麦門冬　木通　桔梗　猪蹄

　　　毎日1剤、水煎服、分2次服用。

2、肝欝気滞証

主証：産後乳汁分泌少なく、甚だしければ全くない、乳房脹硬(にゅうぼうちょうこう)、疼痛、乳汁稠、胸肋脹満を伴う、精神抑鬱、食欲不振、舌質正常、苔薄黄、脉弦或いは弦滑(げんかつ)。

治法：疏肝解欝、通絡下乳。

方薬：下乳涌泉散《清太医院配方》

　　　当帰　白芍　川芎　地黄　柴胡　青皮　天花粉　漏芦　通草　桔梗　白芷
　　　穿山甲　王不留行　甘草

　　　毎日1剤、水煎服、分2次服用。

3、痰濁阻滞証

主証：乳汁甚だしく少ない、或いは無乳で下がる、乳房が大きく、或いは下垂し脹満せず、乳汁不稠、形体肥胖(ひはん)、胸悶痰多(きょうもんたんた)、納少便溏(べんとう)、或いは食多乳少、舌淡胖、苔膩(じ)、脉沈細。

治法：健脾化痰、通乳。

方薬：蒼附導痰丸《葉天士女科診治祕方》P182　合漏芦散《済陰綱目》

茯苓　法半夏　陳皮　甘草　蒼朮　香附子　胆南星　枳殻　生姜　神曲　蛇蛻　瓜蔞

　　毎日1剤、水煎服、分2次服用。

【その他の療法】
(1)鶏血籐、大棗、桑寄生を煎じてお茶の代わりに飲む。
(2)猪蹄2つ、通草24gを一緒にとろ火で煮込み、通草を除いて猪蹄を食して湯を飲む。
(3)生黄耆30g、当帰9g、猪蹄と煮込む。
(4)乳房に塊がある者は、局部に橘皮の煎水を外用し、気血を通すに宜しい。

【予後】
(1)敏速に治療すると乳汁の出がよくなる。
(2)身体虚弱或いは先天的な乳腺発育不良では予後に差がある。
(3)乳汁壅滞、治療を経ても依然として排出不暢なら、乳癰に転化する。

【予防養生】
(1)妊娠期によい乳頭状態を保つ。検診時に乳頭陥没の者は常に乳頭を掴んで外へ引っ張る。常に石けんを用い乳頭を洗っておく。
(2)貧血を治す
(3)早い哺乳、必要に応じて哺乳する。
(4)野菜とタンパク質に富んだ食べ物を多く食し、水を多く飲む。
(5)愉快な精神状態を保つ。

第十節　婦人科雑病

　経、帯、胎、産疾病の範囲に属さない、かつ婦女の生理特徴や婦人科疾病に関係があるものを統称して婦人科雑病という。

一、不妊症
　結婚後の女性が避妊をせずに正常な性生活があり、同居して2年が経過し未だに妊娠しない者、或いは以前妊娠を経験してその後避妊せずに2年経過し妊娠しない者を不妊症という。前者は原発性不妊、古称で「全不産」、後者は継発性不妊、古称を「断緒」という。

【病因病機】
(1)腎虚：衝任の虚衰
(2)肝鬱：衝任の失調
(3)血瘀：衝任胞宮胞脈の阻滞
(4)痰湿：衝任胞宮胞脈の阻滞

【診断】　男女双方を全体的に検査し原因を探し出す。これは不妊症の診察治療の鍵である。

【治療】　不妊症の原因はとても複雑である。不妊症の治療の多くは比較的困難で治療過程は比較的長い。

(一) 一般治療
(1)体力の増強
(2)受孕に影響を与える疾病の治療
(3)排卵期を予測して性生活（排卵前2〜3日、排卵日と排卵後24時間以内）

（二）弁証論治

1、腎虚証

（1）腎気虚証

主証：結婚して久しく不妊、月経不調或いは停閉、経量、或いは多く、或いは少ない、色黯、頭暈耳鳴、腰膝酸軟（ようしつさんなん）、精神疲倦、小便清長、舌淡、苔薄、脉沈細、両尺尤（もっと）も甚だしい。

治法：補腎益気、温養衝任。

方薬：毓麟珠《景岳全書》P125

　　　当帰　川芎　白芍　熟地黄　人参　白朮　茯苓　炙甘草　兎絲子　杜仲
　　　鹿角霜　川椒

毎日１剤、水煎服、分２次服用。

（2）腎陽虚証

主証：結婚して久しく不妊、月経遅発、或いは月経延期、或いは停閉不行、経色淡暗、性欲淡漠（せいよくたんばく）、小腹冷、帯下量多、清稀し水の如し、或いは子宮発育不良、頭暈耳鳴、腰膝酸軟（ようしつさんなん）、夜尿多、眼瞼黯（がんけんあん）、面部黯斑（あんはん）、或いは唇環が黯（あん）、舌質淡黯（たんあん）、苔白、脉沈細遅弱。

治法：温腎暖宮、調補衝任。

方薬：温胞飲《傅青主女科》P133

　　　巴戟天　補骨脂　兎絲子　肉桂　附子　杜仲　白朮　山薬　芡実　人参

毎日１剤、水煎服、分２次服用。

【参考：辨証論治】

　腎陽虚証

主証：不孕、経行後期、量少、色淡、面色晦暗（かいあん）、腰膝酸軟（ようしつさんなん）、性欲淡漠（せいよくたんばく）、小便清長、脉沈細（ちんさい）。

方薬：毓麟珠《景岳全書》P125

　　　当帰　川芎　白芍　熟地黄　人参　白朮　茯苓　炙甘草　兎絲子　杜仲
　　　鹿角霜　川椒

　　　温腎丸《醫學入門》P134

巴戟　當歸　鹿茸　盆智　杜仲　生地　茯神　山薬　兎絲子　遠志　蛇床子

　　続斷　山茱萸　熟地

至宝三鞭丸《新編中成薬手冊》P161

　　鹿鞭　海狗鞭　蛤蚧　海馬　廣狗鞭　鹿茸　人参　青花桂　沈香　龍骨

　　覆盆子　補骨脂　桑螵蛸　兎絲子餅　遠志　淫羊藿　蛇床子　牛膝　川椒

　　白芍　當歸　冬朮　茯苓　杜仲炭　甘草　何首烏　肉蓯蓉　狗脊　芡実

　　黄耆　巴戟天　生地黄　熟地黄　澤瀉　黄檗　小茴香　牡丹皮　九節菖蒲

　　山薬　甘松

(3) 腎陰虚証

主証：結婚して久しく不妊、月経常に早い、経量少、或いは月経停閉、経色比較的鮮紅、或いは経行時間延期、甚だしければ崩中、或いは漏下して止らず、形体消瘦(しょうそう)、頭暈耳鳴、腰膝酸軟、五心煩熱、失眠多夢、眼花、皮膚失潤、陰中干き不滑(ふかつ)、舌質やや紅でやや干燥、苔少、脈細、或いは細数。

治法：滋腎養血、調補衝任。

方薬：養精種玉湯《傅青主女科》P210

　　　当帰　白芍　熟地黄　山茱萸

毎日1剤、水煎服、分2次服用。

【参考：辨証論治】

　腎陰虚証

主証：不孕、経行後期量少、或いは経行先期量少、紅色塊血塊無く、形体消瘦(しょうそう)、腰膝酸軟、手足煩熱、頭暈目花、舌紅少苔。

方薬：身痩不孕　養精種玉湯《傅青主女科》P210

　　　当帰　白芍　熟地黄　山茱萸

　　骨蒸夜熱　清骨滋腎湯《傅青主女科》P176

　　　地骨皮　丹皮　沙参　麦冬　元参　五味子　白朮　石斛

　　海馬補腎丸（最大4丸）

　　　人参　蛤蚧　黄耆　対蝦　地黄　鹿茸　龍骨　海狗腎　山茱萸　當歸　桃仁

鹿腎　茯苓　鹿筋　丁字　補骨脂　枸杞子　驢腎　海馬

2、肝欝証

主証：結婚して久しく不妊、月経が先期、或いは後期、経量多少一定せず、或いは月経が来ると腹痛、或いは経前煩躁易怒、胸肋乳房脹痛、精神抑鬱、善太息、舌黯紅、或いは舌辺に瘀斑有り、脉弦細。

治法：疏肝解欝、理血調経。

方薬：開鬱種玉湯《傳青主女科》P134

　　　当帰　白朮　白芍　茯苓　丹皮　香附　花粉

　　百霊調肝湯《不明》

　　　当帰　赤芍　牛膝　通草　川棟子　栝樓　皂刺　枳実　青皮　甘草
　　　王不留行

　　毎日１剤、水煎服、分２次服用。

【参考：辨証論治】

　肝鬱証

主証：不孕、経行時乳房脹痛、及び小腹脹痛する、経行先後無定期、経血に血塊を夾む、情志抑鬱不暢、急躁易怒、胸脇脹満。

方薬：開鬱種玉湯《傳青主女科》P135

　　　当帰　白朮　白芍　茯苓　丹皮　香附　花粉

　　当帰芍薬散《金匱要略》P193

　　　當歸　芍薬　茯苓　白朮　澤瀉　芎藭

3、血瘀証

主証：結婚して久しく不妊、月経遅延し、或いは周期正常、月経が来ると腹痛、甚だしければ或いは悪化する、経量は多少で一定せず、経色紫黯、血塊有り、血塊が下れば痛み減じる、時に経行不暢、淋漓として汚く、或いは経間出血、或いは肛門墜脹して不適、性交痛、舌質紫黯、或いは舌辺に瘀点有り、苔薄白、脉弦或いは弦細渋。

治法：活血化瘀、調経助孕。

方薬：少腹逐瘀湯《医林改錯》P168

　　　小茴香　干姜　延胡索　没薬　当帰　官桂　赤芍　蒲黄　五霊脂

　　膈下逐瘀湯《医林改錯》P137

　　　靈脂　當歸　川芎　桃仁　丹皮　赤芍　烏藥　元胡　甘草　香附　紅花　枳殻

　　毎日１剤、水煎服、分２次服用。

【参考：辨証論治】

　血瘀証

主証：不孕、経行後期、経量多少不一、色紫色血塊有り、経行腹痛、小腹作痛、或いは尾骶骨疼痛、拒按。

方薬：少腹逐瘀湯《医林改錯》P168

　　　小茴香　干姜　延胡索　没薬　当帰　官桂　赤芍　蒲黄　五霊脂

　　膈下逐瘀湯《医林改錯》P137

　　　靈脂　當歸　川芎　桃仁　丹皮　赤芍　烏藥　元胡　甘草　香附　紅花　枳殻

　　折衝飲《勿誤藥室方函》P180　合安中散《太平惠民和劑局方》P124

　　　桂枝　芍藥　桃仁　当帰　川芎　牛膝　延胡索　紅花　牡丹　玄胡索　良姜　乾姜　茴香　肉桂　牡蠣　甘草

４、痰湿証

主証：結婚して久しく不妊、多くは思春期から形体肥胖になり、月経は常に遅延し稀発、甚しければ停閉して行らず、帯下量多、色白質粘無臭、頭暈心悸、胸悶泛悪、面目虚浮或咬白、舌淡胖、苔白膩、脉滑。

治法：燥湿化痰、行滞調経。

方薬：蒼附導痰丸《葉天士女科診治祕方》P182

　　　茯苓　法半夏　陳皮　甘草　蒼朮　香附子　胆南星　枳殻　生姜　神曲

　　毎日１剤、水煎服、分２次服用。

【参考：辨証論治】

　痰湿阻滞証

主証：不孕、経行後期、量少、或いは閉経、帯下多、粘稠、面色咬白、形体肥胖、頭暈心悸、嘔悪、或いは多痰、胸悶。

方薬：啓宮丸《醫方集解》P148（平陳湯合四物湯で代用）

　　　芎藭　白朮　半夏麹　香附　茯苓　神麹　橘紅　甘草

　　加味補中益気湯《傳青主女科》P141　補中益気湯合二陳湯少量

　　　人参　黄耆　柴胡　甘草　當歸　白朮　升麻　陳皮　茯苓　半夏

5、気血両虚証

【参考：辨証論治】

　気血両虚証

主証：不孕、月経過少、或いは過多、色淡、経行後期、面色萎黄（いおう）、疲倦乏力、
　　　頭暈目眩、形体消瘦（しょうそう）、脉沉数（ちんさく）。

方薬：十全大補湯《太平恵民和剤局方》P164

　　　人参　肉桂　川芎　地黄　白茯苓　白朮　甘草　黄耆　川當歸　白芍薬

【予後】　本病の予後は年齢、発育、不妊原因、病程の長短等が密接に関係している。一般に年齢は比較的若く、発育正常、機能性不妊、病程が短い者は予後が比較的良好である。

　反って年齢が高く発育があまり良くなく、器質性病変の不妊症、病程が長い者は治療効果に差が出る。

【予防養生】

(1)生理中や産後の衛生に注意する。

(2)精神状態を安定。

(3)婦人科手術をやり過ぎない。

(4)甘いもの、脂っこいもの及び辛いものの食べ過ぎは宜しくない。

二、周期療法

　周期療法とは、生理周期に合わせて異なる漢方薬を処方する治療法である。女性の体は生理周期（生理期、低温期、排卵期、高温期）によって女性ホルモンの分泌が異なる。

周期療法と陰陽論

エストロゲンは低温期に高くなり、排卵直前にピークになる。

一方、プロゲステロンは低温期に低く、高温期に高くなる。

低温期は、陰が増し排卵で陰が極まり陽に転化し高温期になる。高温期は陽が増し陽が極まると陰に転化し月経が始まる。

よって、生理が始まってから14日間には陰を補う漢方薬、14日目から28日は陽を補う漢方薬を使用する。

- 生理期と排卵期の日数は対応している。生理期が7日の人は排卵期も5〜7日。生理期が5日の人は排卵期が3〜5日。生理期が3日の人は排卵期が3日。と言われている。

周期療法の効果の判断

生理期と排卵期の状況（月経血とおりものの量、色、質、期間）。

月経血の量は二〜三日でピークになり、色は鮮紅色で塊はなくサラサラしている状態が理想である。排卵前後は透明で光沢と粘りのある卵の白身のようなおりものが増えることが理想である。

- 生理の量が以前より減ったり日数が短くなる場合は子宮内膜が薄く黄体ホルモンの分泌が悪い可能性があり、排卵前後におりものが少ない場合はエストロゲンが少なく受精卵の質があまり良くない可能性がある。

基礎体温について

低温期と高温期の温度差は、0.3℃〜0.5℃の範囲が適当といわれている。

高温期の体温が36.7℃を超えていなくても差が0.3〜0.5℃あれば大きな問題はない。0.3℃未満だったり、0.5℃以上あると問題がある。また全体的に体温が低いのも不妊傾向になる。

【参考】

月経期（1〜4日）

理気活血　桃仁　紅花　當歸　川芎　烏薬　香附子　赤芍　川牛膝

月経後期（5日〜11日）
促卵胞湯　旱蓮草　女貞子　制首烏　丹参　香附子　烏薬　澤瀉

排卵期（12〜16日）
促排卵湯　桂枝　赤芍　紅花　當歸　丹参　木香　烏薬　澤瀉
（地龍を加味する）

月経前期（17〜28日）
促黄体湯　淫羊藿　仙茅　鎖陽　女貞子　澤瀉　旱蓮草　當歸　丹参　香附子
※紫河車：女性ホルモンが低い　鹿茸：男性ホルモンが高い

高温期が短い

1、腎陽虚証
主証：不孕、経行後期、量少、色淡、面色晦暗、腰膝酸軟（かいあん ようしつさんなん）、性欲淡漠（せいよくたんばく）、小便清長、脈沈細（ちんさい）。

方薬：毓麟珠《景岳全書》P125
　　　鹿角霜　川芎　白芍　白朮　川椒　人参　當歸　杜仲　甘草　兔絲子　熟地黄

温腎丸《醫學入門》P134
　　　山茱萸　熟地黄　巴戟天　當歸　鹿茸　益智仁　杜仲　生地黄　茯神　山薬
　　　兔絲子　遠志　蛇床子　続断

至宝三鞭丸《新編中成薬手冊》P161
　　　鹿鞭　海狗鞭　蛤蚧　海馬　廣狗鞭　鹿茸　人参　青花桂　沈香　龍骨
　　　覆盆子　補骨脂　桑螵蛸　兔絲子餅　遠志　淫羊藿　蛇床子　牛膝　川椒
　　　白芍　當歸　冬朮　茯苓　杜仲炭　甘草　何首烏　肉蓯蓉　狗脊　芡実
　　　黃耆　巴戟天　生地黄　熟地黄　澤瀉　黃檗　小茴香　牡丹皮　九節菖蒲
　　　山薬　甘松

2、腎精不足証
主証：不孕、経行後期量少、或いは経行先期量少、後期量少、色紅血塊無し。

形體消瘦(けいたいしょうそう)、腰膝酸軟(ようしつさんなん)、手足煩熱、眩暈目花、舌紅少苔(もっか)。

方薬：海馬補腎丸

  人参　蛤蚧　黄耆　対蝦　地黄　鹿茸　龍骨　海狗腎　山茱萸　當歸　桃仁

  鹿腎　茯苓　鹿筋　丁字　補骨脂　枸杞子　驢腎　海馬

 身瘦不孕　養精種玉湯《傅青主女科》P210

  熟地黄　山茱萸　白芍　當歸

 骨蒸夜熱　清骨滋腎湯《傅青主女科》P176

  地骨皮　丹皮　沙参　麦冬　元参　五味子　白朮　石斛

3、気血両虚証

主証：不孕、月経過少、或いは過多、色淡、経行後期、面色萎黄(いおう)、疲倦乏力、頭暈目眩、形體瘦弱(けいたいそうじゃく)、脉沈弦(ちんげん)。

方薬：十全大補湯《和剤局方》P164

  黄耆　桂枝　人参　白朮　茯苓　當歸　白芍　川芎　地黄　甘草

低温期（36.2℃～36.5℃）

低温期の体温が低体温

1、腎陽虚証

主証：経行先期、量或いは多、或いは少、色暗淡、質清稀、腰膝酸軟(ようしつさんなん)、夜間多尿。

方薬：帰腎丸《景岳全書》P144

  熟地黄　山薬　山茱萸　茯苓　當歸　枸杞子　杜仲　兔絲子

 至宝三鞭丸《新編中成薬手冊》少量 P161

  鹿鞭　海狗鞭　蛤蚧　海馬　廣狗鞭　鹿茸　人参　青花桂　沈香　龍骨

  覆盆子　補骨脂　桑螵蛸　兔絲子餅　遠志　淫羊藿　蛇床子　牛膝　川椒

  白芍　當歸　冬朮　茯苓　杜仲炭　甘草　何首烏　肉蓯蓉　狗脊　芡実

  黄耆　巴戟天　生地黄　熟地黄　澤瀉　黄檗　小茴香　牡丹皮　九節菖蒲

  山薬　甘松

2、脾気虚証

主証：経行先期、経量或いは多、或いは少、色淡質清稀、面色蒼白、或いは萎黄、疲倦乏力、或いは倦怠嗜臥、気短懶言、食少、便溏、脘腹脹満。

方薬：補中益気湯《脾胃論》P203

　　　人参　黄耆　甘草　白朮　当帰　陳皮　升麻　柴胡

　　帰脾湯《校註婦人良方》P145

　　　人参　黄耆　白朮　炙甘草　当帰　龍眼肉　茯神　遠志　酸棗仁

3、気血両虚証

主証：不孕、月経過少、或いは過多、色淡、経行後期、面色萎黄、疲倦乏力、頭暈目眩、形體痩弱、脉沈弦。

方薬：十全大補湯《太平恵民和剤局方》P164

　　　黄耆　桂枝　人参　白朮　茯苓　當歸　白芍　川芎　地黄　甘草

4、心血虚証

主証：心悸怔忡、健忘、失眠多夢、頭暈目眩、面色淡泊無華、或いは蒼白、或いは萎黄、唇色淡泊、舌質淡泊瘦嫩、苔白薄、脈細弱。

方薬：帰脾湯《校註婦人良方》P145

　　　人参　黄耆　白朮　炙甘草　当帰　龍眼肉　茯神　遠志　酸棗仁

高体温

低温期の体温が高体温

1、肝鬱化火証

主証：経行先期、量或いは多、或いは少、経色深紅、或いは紫赤、粘稠、経行不暢、或いは血塊有り、兼ねて経前に乳房脹痛有り、脇肋脹満、小腹脹満、或いは精神抑鬱、心煩易怒、口苦口渇。

方薬：加味逍遙散《医学心悟》P140

　　　柴胡　甘草　茯苓　白朮　當歸　白芍　丹皮　黒山梔　薄荷

　　加味帰脾湯《内科摘要》P139

人参　白朮　白茯苓　黄耆　龍眼肉　酸棗仁　遠志　木香　甘草　當歸

2、陰虚火旺証

主証：経行後期、量少、色質正常、或いは深紅、或いは紫紅、或いは質粘稠、或いは小血塊有り。顴紅、潮熱、手足煩熱、盗汗、骨蒸、心煩失眠、頭暈耳鳴。

方薬：六味地黄丸加黄柏知母方《醫方考》P188　合四物湯《太平恵民和劑局方》P162

　　熟地黄　山茱萸　山薬　牡丹皮　白茯苓　澤瀉　黄柏　知母　當歸　芍薬　川芎

　　左帰飲《景岳全書》P159

　　熟地　山薬　枸杞　炙甘草　茯苓　山茱萸

　　地黄丸《小兒薬證直訣》P186　合四物湯《太平恵民和劑局方》P162

　　熟地黄　山萸肉　乾山薬　澤瀉　牡丹皮　白茯　當歸　芍薬　川芎

高温期（36.7℃～37.0℃）

高温期の体温が37℃以下（各辨証論治を参照のこと）

- 腎陽虚証
- 腎精不足証
- 気血両虚証
- 心血虚証
- 肝血虚証

排卵後体温上昇に日数がかかる

- 陽虚証

月経開始後平温まで下がらない

1、肝気鬱結証

主証：経行先後無定期、量或いは多、或いは少、或いは正常、色質正常、或い

は紫赤、経行不暢(ふちょう)。

或いは血塊有り、小腹脹満疼痛、経前に乳房脹痛して経来すれば痛み減る、精神抑鬱、心煩易怒、多太息(たたそく)、矢気(しき)、噯気(あいき)。

方薬：逍遙散《太平惠民和劑局方》P169

　　柴胡　芍藥　茯苓　當歸　薄荷　白朮　甘草　生姜

定経湯《傳青主女科》P190

　　菟絲子　白芍　當歸　大熟地黃　山藥　白茯苓　芥穂　柴胡

一貫煎《續名医類案》P126

　　北沙參　麥門　當歸　乾地黃　枸杞子　川楝子

2、瘀血阻滞証

主証：経行後期、経量多少不一(ふいつ)、色紫色血塊有り、経行腹痛、小腹作痛、或いは尾骶骨(びていこつ)疼痛、拒按(きょあん)。

方薬：少腹逐瘀湯《醫林改錯》P168

　　小茴香　乾姜　元胡　没薬　当帰　川芎　官桂　赤芍　蒲黄　霊脂

折衝飲《勿誤薬室方函》P180　合安中散《太平惠民和劑局方》P124

　　桂枝　芍藥　桃仁　当帰　川芎　牛膝　延胡索　紅花　牡丹　玄胡索　良姜　乾姜　茴香　肉桂　牡蠣　甘草

頸管粘液少量而稀薄

1、陰虚証

主証：頸管粘液量少、経行後期、量少、色質正常、或いは深紅、或いは紫紅、或いは質粘稠、或いは小血塊有り、顴紅(かんこう)、潮熱、手足煩熱、盗汗(とうかん)、骨蒸(こつじょう)、心煩失眠、頭暈耳鳴。

方薬：地黃丸《小兒藥證直訣》P186

　　熟地黃　山茱萸　山藥　茯苓　澤瀉　牡丹皮

頸管粘液多量稀薄

1、腎陽虚証

主証：経行先期、量或いは多、或いは少、色暗淡、質清稀、腰膝酸軟(ようしつさんなん)、夜間多尿。

方薬：帰腎丸《景岳全書》P144

  熟地　山薬　山茱萸肉　茯苓　當歸　枸杞　杜仲　兔絲子

 至宝三鞭丸《新編中成薬手冊》少量 P161

  鹿鞭　海狗鞭　蛤蚧　海馬　廣狗鞭　鹿茸　人参　青花桂　沈香　龍骨

  覆盆子　補骨脂　桑螵蛸　兔絲子餅　遠志　淫羊藿　蛇床子　牛膝　川椒

  白芍　當歸　冬朮　茯苓　杜仲炭　甘草　何首烏　肉蓯蓉　狗脊　芡実

  黃耆　巴戟天　生地黃　熟地黃　澤瀉　黃蘗　小茴香　牡丹皮　九節菖蒲

  山薬　甘松

子宮内膜（排卵時に15mm）

10mm以下

1、腎陽虚証

主証：経行先期、量或いは多、或いは少、色暗淡、質清稀、腰膝酸軟(ようしつさんなん)、夜間多尿。

方薬：帰腎丸《景岳全書》P144

  熟地　山薬　山茱萸肉　茯苓　當歸　枸杞　杜仲　兔絲子

 至宝三鞭丸《新編中成薬手冊》P161

  鹿鞭　海狗鞭　蛤蚧　海馬　廣狗鞭　鹿茸　人参　青花桂　沈香　龍骨

  覆盆子　補骨脂　桑螵蛸　兔絲子餅　遠志　淫羊藿　蛇床子　牛膝　川椒

  白芍　當歸　冬朮　茯苓　杜仲炭　甘草　何首烏　肉蓯蓉　狗脊　芡実

  黃耆　巴戟天　生地黃　熟地黃　澤瀉　黃蘗　小茴香　牡丹皮　九節菖蒲

  山薬　甘松

2、脾気虚証

主証：経行先期、経量或いは多、或いは少、色淡質清稀、面色蒼白(そうはく)、或いは萎黃(おう)、疲倦乏力、或いは倦怠嗜臥(けんたいしが)、気短懶言(きたんらんげん)、食少、便溏、脘腹脹満(べんとう)。

方薬：補中益気湯《内外傷辨惑論》P203

  黃耆　甘草　人参　升麻　柴胡　橘皮　當歸　白朮

 帰脾湯《校註婦人良方》P145

人参　白朮炒　黄耆炒　白茯苓　龍眼肉　當歸　遠志　酸棗仁　木香　甘草

3、気血両虚証
主証：不孕、月経過少、或いは過多、色淡、経行後期、面色萎黄（いおう）、疲倦乏力、頭暈目眩、形體瘦弱（けいたいそうじゃく）、脉沈弦（ちんげん）。

方薬：十全大補湯《太平惠民和劑局方》P164

人参　肉桂　川芎　地黄　白茯苓　白朮　甘草　黄耆　川當歸　白芍薬

4、心血虚証
主証：心悸怔忡（せいちゅう）、健忘、失眠多夢、頭暈目眩、面色淡泊無（む）華、或いは蒼白（そうはく）、或いは萎黄（いおう）、唇色淡泊、舌質淡泊瘦嫩（そうどん）、苔白薄、脈細弱。

方薬：帰脾湯《校註婦人良方》P145

人参　白朮炒　黄耆炒　白茯苓　龍眼肉　當歸　遠志　酸棗仁　木香　甘草

三、癥瘕（ちょうか）

　婦人下腹部結塊、或いは脹、或いは痛、或いは満、或いは異常出血を伴う者を癥瘕と称する。

　癥の者は有形可征、固定して移動せず固定痛。瘕の者は假（かり）に聚（じゅう）を形成し聚は散にも変化する。之を推せば移動し、痛む処は一定しない。一般的に癥は血病に属し、瘕は気病に属す。ただし臨床では区別が難しいので併せて癥瘕と称する。

【病因病機】　気滞血瘀、痰湿瘀結、湿熱瘀阻、腎虚血瘀。

【診断】　下腹部に脹塊有り、或いは脹満、或いは疼痛、或いは月経不調。或いは帯下異常等の症状を兼ねている者は癥瘕と診断できる。

【弁証論治】

1、気滞血瘀証
主証：下腹部結塊、触れると形を有する、按ずると痛む或いは無痛、小腹脹痛、月経先後不定、経血量多血塊有り、経行は汚らしい、経色黯（あん）、精神抑鬱、

胸悶不舒、面色晦黯、皮膚甲錯、舌質紫黯、或いは瘀斑有り、脉沈弦渋。

治法：行気活血、化瘀消癥

方薬：香棱丸《済生方》P155

　　　木香　丁香　三棱　茴香　莪朮　枳殼　青皮　川楝子

　　毎日1剤、水煎服、分2次服用。

2、痰湿瘀結証

主証：下腹結塊、之を触ると堅くなく固定して移動し難い、経行量多、淋漓として汚らしい、経間帯下増多、胸脘痞悶、腰腹疼痛、舌体胖大、紫黯、瘀斑瘀点有り、苔白厚膩、脉弦滑或いは沈渋。

治法：化痰除湿、活血消癥

方薬：蒼附導痰丸《葉天士女科診治祕方》P182　合桂枝茯苓丸《金匱要略》P149

　　　茯苓　法半夏　陳皮　甘草　蒼朮　香附子　胆南星　枳殼　生姜　神曲　桂枝
　　　茯苓　桃仁　赤芍　牡丹皮

　　毎日1剤、水煎服、分2次服用。

3、湿熱瘀阻証

主証：下腹部腫塊、熱痛起伏し、之を触ると激痛、痛みが腰から尾骶骨まで連なる、経行量多、経期延長、帯下量多、色黄膿の如し、或いは赤白が混ざったような色、同時に身熱口渴、心煩不寧、大便秘結、小便黄赤が見られる、古黯紅、瘀斑有り、苔黄、脉弦滑数。

治法：清熱利湿、化瘀消癥瘕

方薬：大黄牡丹皮湯《金匱要略》P183　加木通、茯苓

　　　酒大黄　牡丹皮　桃仁　冬瓜仁　芒硝　木通　茯苓

　　毎日1剤、水煎服、分2次服用。

4、腎虚血瘀証

主証：下腹部結塊、触ると痛む、月経量多、或いは少、経行腹痛は比較的激し

い、経色紫黯血塊有り、婚して久しく不妊、或いは以前流産を繰り返した、腰膝酸軟(ようしつさんなん)、頭暈耳鳴、舌黯、脉弦細。

治法：補腎活血、消癥散結。

方薬：補腎祛瘀方《李祥伝経験方》

　　　仙茅　淫羊藿　熟地黄　山薬　香附　三棱　莪朮　鶏血藤　丹参

毎日１剤、水煎服、分２次服用。

【参考】　卵巣膿腫

方薬：《経験方》

　　　紫丹参　海草　三棱　莪朮　赤芍　白芍　夏枯草　烏薬　桃仁　檳榔　牡蠣
　　　昆布　紅花　炙甘草

【参考】　子宮筋腫

治則：理気、活血化瘀

方薬：《経験方》

　　　丹参　赤芍　夏枯草　五霊脂　生蒲黄　益母草　香附　木香　水蛭粉（冲服）、
　　　炮姜

加減：気虚は、党参、白朮を加う。血虚は当帰、鶏血藤を加う。

【予後】　中医薬治療の多くが有効。総体的な治療をすると症状の改善に向かう。腫瘍も小さくなり、月経を調えて妊娠を助け、安胎に適切な治療効果がある。不良反応は明らかではない。

【予防養生】

(1)主な婦人科検診は癌を防ぐために定期的行う。

(2)40歳以上の者は、毎年一度は検診を行うのがよい。それによって早期発見・早期治療となる。

(3)敏速な有効的な総合治療で悪性病変を排除する。

四、婦人腹痛

婦女月経に関せず、妊娠及び産後期間に発生する小腹或いは少腹疼痛、甚だしければ痛みが腰から尾底骨に連なる者を「婦人腹痛」また「婦人腹中痛」と称する。

【病因病機】
(1)腎陽虚衰：胞脉血行不暢（ふちょう）、通ざざれば則ち痛む
(2)血虚失営：胞脉失養、不栄は則ち痛む
(3)気滞血瘀
(4)湿熱瘀結：胞脉血行不暢（ふちょう）、通ざざれば則ち痛む
(5)寒湿凝滞（ぎょうたい）

【診断】　下腹部疼痛、或いは発熱を伴う。経前、或いは経期に悪化する、身体倦怠し疲労し易い、陰道肛門墜痛（ついつう）、経前に乳房脹痛、経前期に排便痛有り。疼痛毎に疲労が有り、長い時間立っていたり性交後に悪化する。月経頻発、或いは経量過多。帯下量多、色黄、臭気有り。重症の者は高熱、寒戦。

【弁証論治】

1、腎陽虚衰証

主証：小腹冷痛下墜（げつい）、喜温喜按（きおんきあん）、腰酸膝軟（ようしつさんなん）、頭暈耳鳴、畏寒肢冷、小便頻数、夜尿量多、大便不實（ふじつ）。舌淡、苔白滑、脉沈弱。

治法：温腎助陽、暖宮止痛。

方薬：温胞飲《傅青主女科》P133
　　　　巴戟天　補骨脂　兎絲子　肉桂　附子　杜仲　白朮　山薬　茨実　人参
　　　毎日1剤、水煎服、分2次服用。

2、血虚証

主証：小腹隠痛（いんつう）、喜按（きあん）、頭暈目花、心悸少寐（しんきしょうび）、大便燥結、面色萎黄（いおう）、舌淡、苔少、脉細無力。

治法：補血養営、和中止痛。

方薬：当帰建中湯《千金翼方》P192
　　　　当帰　桂枝　芍薬　甘草　生姜　大棗　飴糖

毎日1剤、水煎服、分2次服用。

3、気滞血瘀証

主証：小腹、或いは少腹脹痛(きょあん)、拒按、胸肋乳房脹痛、脘腹(かんぷくちょうまん)脹満、食欲欠佳、煩躁易怒、時に太息(たそく)を欲(ほっ)し、舌紫黯(しあん)、或いは紫点有り、脉弦渋(げんじゅう)。

治法：牡月散《婦人大全良方》

　　　牡丹皮　肉桂　当帰　延胡索　莪朮　牛膝　赤芍　荊三棱

　　　毎日1剤、水煎服、分2次服用。

4、湿熱瘀結証

主証：小腹疼痛し拒按(きょあん)、灼熱感有り、或いは積塊有り、腰骶尾骶骨(ようていびていこつ)に脹痛を伴う、微熱起伏(きふく)、帯下量多、黄稠、臭味有り、小便短黄、舌紅、苔黄膩(おうじ)、脉弦滑而数(げんかつさく)。

治法：清熱除湿、化瘀止痛。

方薬：清熱調血湯《古今医鑑》P179　加敗醤草、薏苡仁、土茯苓

　　　牡丹皮　黄連　生地黄　当帰　白芍　川芎　紅花　桃仁　車前子　薏苡仁

　　　敗醤草　敗醤草　薏苡仁　土茯苓

　　　毎日1剤、水煎服、分2次服用。

【予後】　本病は多くが好転或いは全治する。

【予防養生】

(1)経期を堅持する、産後の衛生保健。

(2)婦産科の手術方法、無菌操作を厳格に把握する。

五、陰痛

　婦人に出現する陰戸作痛(いんどさくつう)を疾病の主症とする。陰痛と称し、《諸病源候論》に見る。若し陰内掣痛(せいつう)し、甚だしければ少腹に牽引に至り、兩乳に上連し、痛みが忍ぶ可からず者、陰痛と称し、《竹林寺女科》に見る。亦た新婚の陰陽の

交合で痛む者、小戸嫁痛と称し、《千金要方》に見る。亦た新室嫁孔痛という名である。若し本病を同時に陰瘡や陰戸腫痛を伴う者、此れ等には属さない。本病の病理は、多く肝腎に求められる。陰戸は足の厥陰肝経の分野で、腎は前後二陰を司り、故に七情の内傷は全て、臓腑虚損し、皆陰痛に導く。此の他、亦た産後の起居不慎が原因で、産戸感風を発する者がある。治療は理気舒肝、柔肝養血、育陰滋腎を主とする。若し傷風の者は、則ち疎風散寒である。

【参考】
「足の太陰の筋、上がりて陰股を循り、髀に結し、陰器に聚る。」《霊枢》経脉篇

【辨證論治】
1、肝鬱気滞陰痛
主証：陰中掣痛、少腹に連なり、甚だしければ兩脇乳房牽引作痛、胸悶太息、舌質黯紅、苔薄、脈弦数。（多くは生まれながらに塞ぎがち）
治法：行気止痛、肝気舒
方薬：逍遙散《太平惠民和劑局方》P169　加川楝子、玄胡索
　　　吊陰痛　川楝湯《竹林寺女科》P181

2、肝鬱化火陰痛
主証：陰中灼熱刺痛、小便黄赤で短、口干苦、喜凉飲、舌紅苔薄黄。
治法：疏肝清熱、凉血止痛
方薬：加味逍遥散《医学心悟》P140
　　　外用は四物湯に砕いた乳香を合わせ、陰中に納める。

3、肝腎陰虚陰痛
主証：陰道の干渋疼痛、無帯下或帯下は極めて少なく、腰脊酸楚、神疲肢軟、頭暈耳鳴、脉沉細、苔薄。（病因：稟賦不足、房労多産、傷精耗血、或いは四九歳衝任脈衰少し、腎中陰陽倶に虚、陰道は濡養を失い、遂に陰

痛）

治法：滋養肝腎止痛

方薬：左帰飲《景岳全書》P159　加肉蓯蓉、小茴香

4、腎陰虚火旺陰痛

主証：陰道の干渋疼痛、無帯下或帯下は極めて少なく、腰脊酸楚、神疲肢軟、頭暈耳鳴、脉沉細、苔薄、洪熱汗出、五心煩熱、脈細数、舌紅苔薄。

治法：滋腎清熱止痛

方薬：六味丸加黄柏知母方《医方考》P188

5、風邪外襲陰痛

主証：陰戸作痛、下着が触れたくなく、風を感じれば痛み甚だしく、脈沉緊、苔白薄。

治法：養血活血、袪風止痛

方薬：袪風定痛湯《傅青主女科》P147

簡易方：

①牛膝五両、上一味切、酒三升を以って煮て二升に至り分けて三服する。《婦人大全良方》

②烏賊魚骨二枚、上一味、焼いて細末に削り、方を寸匙酒服する。《婦人大全良方》

【参考】　股陰痛の辨證論治

1、寒湿股陰痛証

主証：股陰部冷痛、時に拘急し、四肢蒼白而して畏寒、帯下清稀、四肢困重、面色晦滯、頭重、顔面浮虚、下肢無力、足跗腫、腰酸無力、舌体胖大、質淡、苔白膩、脈沉滑緩。

治法：温経通絡、袪湿止痛

方薬：獨活寄生湯《備急千金要方》P195　加減

獨活　寄生　秦艽　防風　細辛　川芎　當歸　熟地黄　赤芍　桂枝　茯苓
杜仲　牛膝　党参　甘草　玄胡　制附片

2、湿熱股陰痛証

主証：股陰刀割痛、有熱感、喜冷、外陰部腫痛、黄帯下、外陰に黄水が滲出、両側の股陰部に馬の蹄の形をした疼痛区有り、四肢困重、身熱不揚、面黄浮虚、舌質紅、苔黄厚膩、脈滑数。

治法：清熱祛湿、活絡止痛

方薬：三妙散合四妙勇安湯加減

蒼朮　黄柏　牛膝　當歸　玄参　銀花　甘草　玄胡　地丁

3、腎陽虚股陰痛証

主証：股陰部の持続性疼痛日に久しい、腰膝酸軟無力、下肢足膝軟弱、身寒肢冷、耳鳴遺精、陰部冷痛、陰嚢発涼、時に遺尿或いは脱肛。

治法：温補腎陽、通経止痛

方薬：腎気丸《金匱要略》P171　加減

熟地黄　山藥　山茱萸　澤瀉　牡丹皮　桂枝　制附片　玄胡　金英子　紅花　地龍

4、腎陰虚股陰痛証

主証：股陰部の持続性疼痛日に久しい、黄帯下、腰膝酸軟無力、下肢足膝軟弱、陰部熱痛、陰嚢潮湿出汗、尿黄、口干、舌質紅少苔、尺脈細数。

治法：滋陰補腎、活絡止痛

方薬：六味地黄丸加黄柏知母方《医方考》P188　加減

知母　黄柏　生地黄　山藥　山茱萸　牡丹皮　茯苓　澤瀉　牛膝　玄胡　蒼朮

5、気虚血瘀股陰痛証

主証：股陰痛而して刺痛、面色蒼白、全身無力、口唇指甲淡白、少気懶言、皮

膚蒼白、脈沉細渋、舌苔白。
治法：補気補血、活血化瘀刺痛
方薬：三兩半湯加減

　　　黄耆 党参　牛膝　當歸　桃仁　紅花　乳香　没薬　丹参　玄参　金桜子

六、陰痒
1、湿熱下注証
主証：陰部瘙痒、甚だしければ忍び難し、黄帯下如膿而して腥臭、心煩口苦、
　　　胸脇脹満、心煩易怒、口渇欲飲、或いは飲水不多、夜寐難安、小便赤黄。
方薬：龍膽瀉肝湯《醫方集解》P212　合白鮮皮

2、肝腎陰虚証
主証：陰部干渋灼熱、瘡瘍、夜間加重、帯下量少、色黄、或いは白、頭暈耳鳴、
　　　腰膝酸軟、口干、手足煩熱
方薬：六味地黄丸加黄柏知母方《医方考》P188　丸加當歸、白鮮皮

3、血虚生風証
主証：陰部乾燥瘡瘍、甚だしければ陰部萎縮、或いは局部皮膚変白変薄、飲食
　　　少思、精神倦怠、夜寐不安、形体瘦弱。
方薬：当帰飲子《嚴氏濟生方》P192

4、血瘀証
主証：陰部瘙痒、病久而して局部皮膚変厚変硬者
方薬：補陽還五湯《医林改錯》P209

七、陰挺（子宮脱）
1、気虚下陥証

主証：陰戸中有物脱出、平臥則回収、労累脱出加重、久則雖臥則不能回収下、腹墜脹、少腹空墜、気短乏力、精神疲倦、白帯増多、小便頻数、白帯下多。
方薬：補中益気湯加鹿茸

　　　補中益気湯《脾胃論》P203　加枳殻

2、腎陽虚証
主証：陰中脱出、少腹下墜、小便頻数、腰膝酸軟、頭暈耳鳴、畏寒肢冷。
方薬：鹿茸大補湯

3、腎陰虚証
主証：陰中脱出、少腹下墜、小便頻数、腰膝酸軟、頭暈耳鳴、手足煩熱、盗汗、顴紅。
方薬：大補元煎《景岳全書》P185　加鹿茸

4、気血両虚証
主証：陰中脱出、疲倦乏力、嗜臥嗜眠、面色萎黄、眩暈耳鳴。
方薬：十全大補湯《太平恵民和剤局方》P164　加鹿茸

5、湿熱証
主証：陰中脱出、灼熱腫痛、或いは潰爛流黄水、小腹墜脹疼痛、帯下色黄、心煩口渇、或いは小便澁痛、小便赤黄、大便秘結、舌苔黄膩。
方薬：龍胆瀉肝湯《醫方集解》P212

八、嫁痛（性交痛）
1、気虚証
主証：前陰戸脹痛、疼痛時自汗多く、気短。
方薬：補中益気湯《脾胃論》P203

2、血虚証
主証：陰戸乾燥。
方薬：雙和湯《太平恵民和劑局方》P182

3、陰虚証
主証：陰戸熱感、労累後加重、性交後加重。
方薬：六味地黄丸加黄柏知母方《医方考》P188　合四物湯《太平恵民和劑局方》P162

4、実寒証
主証：陰戸の絞痛、或いは刺痛、小腹連陰戸寒冷、無色帯下、量多。
方薬：安中散《太平恵民和劑局方》P124

5、実熱証
主証：陰戸灼熱感、精神不安。
方薬：瀉心湯《金匱要略》P163

九、交接出血（性交出血）

1、衝任湿熱証
主証：出血色紫紅、平時帯下黄、或いは赤白帯、或いは時に赤帯、腰骶酸痛而して交接后加重、便溏。
方薬：龍膽瀉肝湯《醫方集解》P212　加鹿茸

2、肝鬱化火証
主証：血色赤、量多、発熱、口苦咽乾、或いは口渇、食少、急躁易怒、胸脇脹満。
方薬：加味逍遙散《医学心悟》P140

3、肝腎陰虚証

主証：血色鮮紅色、或いは暗紅色、腰膝酸軟、耳鳴頭暈、失眠多夢、手足煩熱、口干。

方薬：六味地黄丸加黄柏知母方《医方考》P188

4、心脾両虚証

主証：血色淡紅、疲倦乏力、気短懶言、食少、或いは食後嗜眠、大便溏、時に浮腫、白帯多、面色萎黄、心悸怔忡、健忘失眠、少腹墜脹。

方薬：帰脾湯《校註婦人良方》P145　加三七、伏龍肝、仙鶴草

婦科常用方剤

― あ ―

安宮牛黄丸（あんぐうごおうがん）
【出典】 清《温病條辨》巻之一・上焦篇
「安宮牛黄丸方

　　牛黄一兩　鬱金一兩　犀角一兩　黄連一兩　朱砂一兩　梅片二錢五分

　　麝香二錢五分　真珠五錢　山梔一兩　雄黄一兩　金箔衣　黄芩一兩

右極めて細末と為し、老蜜と錬り丸と為し、毎丸一錢、金箔の衣を為し、蝋護す、脈虚の者、人参湯で下す、脉實の者、銀花、薄荷湯で下す、毎服一丸、兼ねて飛屍卒厥、五癇中悪、大人小児痙厥が因の熱の者を治す、大人病重く体実の者、日に再服す、甚だしければ日に三服に至る、小児半丸を服し、半丸の再服を知らず、方論 此の芳香は穢濁を化し諸竅を利す、鹹寒が腎水を保ち、身体を安ずる、苦寒は火府を通じ瀉心に用いる方也、牛黄、日月の精を得て、心の主どる神を通ず、犀角は百毒、邪鬼瘴氣を主治する、眞珠は太陰の精を得て、而して神明に通じ、犀角と合して補水救火する、鬱金は草之香、梅片は木之香、雄黄は石之香、麝香は乃ち精血之香、四香を合わせ用い、閉固之邪、熱温毒が深在する厥陰之分の者に使い、一斉を内から透出し、邪穢を自消し、神明も復た可し、黄連心火を瀉し、梔子は心と三焦の火を瀉す、黄芩は胆と肺の火を瀉し、邪火に随い諸香を使い一斉に倶に散じる也、朱砂は心体を補い、瀉心に用い、金箔を合わせ墜痰して鎮固させ、再び真珠、犀角を合わせ督戦を為す主帥也。」

【参考】 北京同仁堂 安宮牛黄丸

成分　牛黄　水牛角濃縮粉　麝香　珍珠　朱砂　雄黄　黄連　黄芩　梔子　鬱金　冰片

功能主治　清熱解毒、鎮驚開竅、用于熱病、邪入心包、高熱驚厥、神昏譫語、中風昏迷及び脳炎、脳膜炎、中毒性脳病、脳出血、敗血症見上述証候者

安衝湯（あんしょうとう）

【出典】 中華民国《医学衷中参西録》

「婦女經水、時に多く行り而して且つ久しく、期を過ぎ止らず、或いは不時に漏下するを治す、

　　白朮六錢、炒　生黄耆六錢　生龍骨六錢、搗細　生牡蠣六錢、搗細
　　大生地六錢　生杭芍三錢　海螵蛸四錢、搗細　茜草三錢　川續斷四錢」

安中散（あんちゅうさん）

【出典】 宋《太平惠民和劑局方》卷之三・治一切気・寶慶新増方

「安中散　遠年日近の脾疼翻胃にて、口に酸を吐し、寒邪の気が内に留滞し停積消えず、胸膈脹満、腹脇を攻刺し、悪心嘔逆、面黄肌痩せ、四肢倦怠するを治す、又婦人血氣刺痛し、小腹より腰に連なり攻注重痛するを治す、並びに能く之を治す、

　　玄胡索去皮　良姜炒　乾姜炮　茴香炒　肉桂各伍兩　牡蠣煅肆兩
　　甘草炒壹拾兩

右を細末と爲し、毎服二錢、熱酒にて調え下す、婦人は淡醋湯にて調え服す、酒を飲まざる如き者は、塩湯を用いて點じ下す、並びに時に拘わらず。」

【参考】 明治《勿誤藥室方函口訣》巻下

「此方世上には澼囊の主薬とすれども、吐水甚しき者には効なし、痛み甚しき者を主とす、反胃に用ゆるのも腹痛を目的とすべし、又婦人血氣刺痛には澼囊より反て効あり。」

【参考】《先哲医話》和田東郭

「閉経、逐瘀の諸剤を与え治せざる者は、安中散、抑肝散等を与う。是れ皆、南風を得んと欲すれば北庸を開くの理なり。」

【参考】《先哲医話》寧固

「朝食暮吐する者は古の反胃なり、澼囊は水飲胃中に停滞し、痛強く、水を吐す、反胃は脈虚数、飲食化せずして吐す、澼囊より重し、治法は同じからざれども、何れも減飲減食にあり、澼飲の痛みは苓桂甘棗湯或いは安中散に宜し。」

【参考】《勿誤堂一夕話》

「和田東郭云う、婦人閉経などに桃仁、紅花、虎枝、蘇木を用ゆるは素人療法なり、安中散にて経を通ずることあり、其の経閉するは何故ぞと工夫して対症の薬を用ゆれば、必ずしも血薬を用いずとも通経すべし。」

遠年日近(えんねんじつきん)		永らく患った者も、近頃患った者の意
翻胃	反胃	嘔吐を主症状とする胃の病気
血氣刺痛		瘀血により刺すように傷む
澼囊(へきのう)		胃拡張に相当する

毓麟珠（いくりんしゅ）

【出典】 明《景岳全書》巻之五十一德集・新方八陣・因陣

「毓麟珠　婦人気血俱に虚し、経脉不調し、或いは断続し、或いは帯濁し、或いは腹痛し、或いは腰痠し、或いは飲食不甘、痩弱不孕し、一二斤を服し卽ち受胎するべし、凡そ種子諸方、此に加えるを以って無し、

　　人参　白朮　茯苓　芍薬酒炒、各二兩　川芎　炙甘草各一兩　當歸

　　熟地蒸搗、各四兩　兔絲子製、四兩　杜仲酒炒　鹿角膠　川椒各二兩

右末を為し、練り蜜丸、弾子大、空心毎に一二丸を嚼服(しゃくふく)し、酒を用い或いは白湯にて送下する、或いは小丸を為し呑服も亦たすべし、男子の如く製し服すは、枸杞、胡桃肉、鹿角膠、山薬、山茱萸、巴戟天各二兩を加えて宜しい、女人の經遲腹痛する如きは、酒炒破故、肉桂各一兩を加えて宜しい、甚だしき者は再び呉茱萸五錢を加え、一宿湯泡し炒めて用ゆ、或いは龍骨一兩を加う、醋煅にて用ゆ、子宮寒甚だしき如きは、或いは泄し、或いは痛み、

製附子を加え、炮乾薑随って宜しい、鬱怒多い如きは、気に不順有りて、滯を為す者は脹を為す、酒炒香附二兩、或いは甚だしき者、再び沈香五錢を加ゆ、血熱し火多き如きは、内熱し経早する者、川続斷、地骨皮各二兩を加え、或いは別の湯剤暫らく其の火を清し、後に此を服す、或いは酌を引いた湯を以って送下するも亦すべし。」

一貫煎（いっかんせん）

【出典】　清《續名醫類案》卷十八・胃痛病

「高鼓峰一婦人を治す、胃痛し水勻も入らず、寒熱往来し、或いは火に従いて治す、芩連梔柏を用い、或いは寒に従いて治す、薑桂茱萸を用い、輾轉し月に餘り、形體消瘦し、六脈弦数し、幾して斃れる、高曰く、此は肝の痛み也、胃脘に非ず也、其の病は鬱に於いて起こり結んで火を生み、陰血は傷を受け、肝腎枯乾し、燥迫し痛を成す、色欲之人、尤も此病多く、醫復たは苦寒辛温之劑を以って投じ、胃脘重く傷り、其れ能く重く傷り、其れ能く疹を乎び、急は以って滋陰し、生肝飲之を與え、一晝夜に盡三大剤、五鼓に熟寐し、次の日痛は定む、再に加味帰脾湯を用い、麥門五味を加え、十餘剤にて愈ゆ、按ずるに此の病、外間に四磨五香五鬱逍遥を多く用い、新病は亦た効く、久病は則ち殺人す、又た肉桂を用い亦た効く、木は以って桂を得て枯す也、屢發し屢服し則ち肝血は燥竭し、少壮の者多く勞を成す、衰弱者は多く厥を發し死す、知らず可からず、呂東莊が呉維師を治す、内に胃脘痛を患い、叫號幾絶し、體中に熱勿れ寒勿れを覚えず左脇に気逆有りて上る、嘔吐酸水し、飲食倶に出で、或いは停滞を疑い、或いは感邪を疑い、或いは寒凝を疑い、或いは痰積を疑い、脈之弦数、重く按じれば濡、火で蓋い鬱肝血燥するのみ、当帰芍薬地黄柴胡棗仁山薬山萸丹皮山梔茯苓澤瀉を以って與え、頓にて安じ、唯だ胃口猶稍劣を覚え、加味歸脾及び滋肝補陰丸を用い愈ゆ、高、呂の二案、持論は畧同じ、倶に滋水生肝飲を用い、子早年亦た嘗て此を用い、却って甚だしく應ぜず、乃ち一方を自から創り、一貫煎と名ずく、北沙參、麦冬、地黄、當歸、杞子、川棟六味を用い、出入加減し、之に應じ桴鼓の如く投じ、口苦燥の者、酒を連ね加え尤も捷い、脇痛呑酸吐酸疝瘕、一

切の肝病を統じて治すべし。」

【参考】 中華民国《沈氏女科輯要箋正》

「柳州のこの方は、原は肝腎の陰虚し、津液枯涸し、血燥き気滞し、諸症は變生するもののために設けし法なり、およそ脇肋脹痛し、脘腹瞀掌するは、純にこれ肝気疏さず、剛木は恣肆して癅をなす、治標の剤は、つねに香燥破気を用い、軽病これを得れば、往々にして効あり、ただし気の滞るゆえんは、もと液の充つることあたわざるによる、芳香の気薬は、もって運行を助けるべくして、血液を滋することあたわず、かつ香は必ず燥かし、燥けば更に陰を傷る、頻頻とこれを投ずれば、液はことに耗して気はことに滞り、頻頻と発作せざるものなく、日をもってますます甚だしくして、香薬気薬は、恃むに足らず、馴れて脈反って細弱、舌紅光燥を致せば、すなわち行気の諸物は、まさに鴆毒と同じ、柳州のこの方、固本丸・集霊膏の二方より脱化して来るといえども、ただ一味川楝子を加え、以って肝木の横逆を調え、よくその条達の性を順にす、これ涵養肝陰の無上の良薬たり、その余はみな柔潤をもってその剛悍の気を馴らす、いやしくも停痰積飲なれば、この方最も奇効あり。」

【功用】 養肝益胃、疏肝理気。

【主効】 肝陰不足、胃液虧耗、肝気不舒所致的脇肋攻痛、脇腹䐜脹、口干咽燥、或呑酸吐酸、舌紅少津、脈細数或虚弦。

【方剤輯要分量】 生地黄6.0 北沙参 當歸 麥門 枸杞子各3.0 川楝子1.5

【参考】《上海中醫薬大学・方剤学教学書》

［組成］ 北沙参10g 麥門10g 當歸10g 乾地黄30g 枸杞子12g 川楝子5g

［効能］ 滋陰疏肝

［主治］ 肝腎陰虚、血燥気鬱。胸脘脇痛、呑酸吐苦、咽乾口燥、舌紅少津、脈細弱或いは虚弦及び疝気瘕聚

［方解］ 本方は肝腎陰虚、肝気横逆によるものを治す。肝は疏泄を主として、通暢を好む。陰虚血燥であれば、肝の滋養は失い横逆して胸脇痛を起こし、胃を犯したら、呑酸吐苦を起こす。肝腎陰虚であれば、津

液不足になり、咽乾口燥、舌紅少津を現す。陰虚肝気不暢になると、肝脈に沿って疝気瘕聚の証を起こす。方中は乾地黄を君とし、滋陰養血を通して肝腎を補う。北沙参、麥門、當歸、枸杞を臣とし、君薬と配伍して滋陰養血、生津柔肝を果たす。さらに少量の川棟子を佐・使とし疏泄肝気する。諸薬は協力して滋陰柔肝を通して疏肝の効を果たす。川棟子の性味は苦寒であるが苦燥傷陰という説がある。しかし、滋陰養血の薬に配伍されたら、傷陰の弊を防ぐ。これは本方と他の理気疏肝方剤の違いである。

本方と逍遥散は共に肝鬱脇痛を治すが証候が違う。逍遥散は情志不遂の肝気鬱滞による脇痛を治す。さらに肝逆乗脾の神倦食少を起こし、治療は疏肝解鬱、健脾養血である。一貫煎は肝陰不足、気鬱生熱による脇痛を治す。さらに鬱熱が胃を犯し、呑酸吐苦を起こし、治療は滋養肝腎、疏泄肝気である。

本方は応用時に加減法を提案している。大便秘結には栝樓仁を加え、虚熱或いは多汗には地骨皮を加え、多痰には貝母を加え、舌紅乾燥、陰虧酷い場合には石斛を加え、脇脹痛、押すと硬い感じがある場合には鼈甲を加え、煩熱、渇には知母、石膏を加え、腹痛には芍薬、甘草を加え、脚弱には牛膝、薏苡仁を加え、不眠には酸棗仁を加え、口苦燥には黄連を加える。

茵陳蒿湯（いんちんこうとう）

【出典】 後漢《傷寒論》辨陽明病脉證幷治

「陽明病、発熱、汗出者、此の熱越すと為す、黄を発すること能わず也、但だ頭に汗出で、身に汗無く、剤は頸に還り、小便不利し、渇して水漿を引く者は、此れ瘀熱裏に在るを為す、身必ず黄を発す、茵陳蒿湯之を主どる、

　茵陳蒿六兩　梔子十四枚、擘　大黄二兩、去皮

右三味、水一斗二升を以って、先に茵陳を煮て、六升に減じ、二味を納め、三升を煮取り、滓を去り、分け三服す、小便当に利す、尿皂莢汁状の如く、色は正に赤なり、一宿にて腹減じ、黄小便に従い去る也。」

「傷寒七八日、身黄橘子色の如く、小便不利し、腹微満する者、茵陳蒿湯之を主どる。」

【出典】 後漢《金匱要略》卷中・黄疸病脉證幷治第十五

「穀疸之病、寒熱し食ず、食すれば頭暈し、心胸不安し、久久として發黄するは穀疸と爲す、茵陳蒿湯之を主どる、

　　茵陳蒿湯方

　　　茵陳蒿六兩　梔子十四枚　大黄二兩

右三味、水一斗を以って、先に茵陳を煮て、六升に減じ、二味を納め、三升を煑取り、滓を去り、分け温め三服す、小便當に利す、尿皂角汁状の如く、色は正に赤なり、一宿にて腹減じ、黄は小便に從い去る也。」

【参考】 明治《勿誤藥室方函口訣》

「此方發黄を治する聖藥なり、世醫は黄疸初發に茵陳五苓散を用ゆれど非なり、先此方を用て下を取て後茵陳五苓散を與ふべし、二方の別は五苓の條に詳にす、茵陳は發黄を治するを專長とす、蓋湿熱を解し利水の効あり、故に蘭室祕藏の拈痛湯、醫學綱目の犀角湯にも此品を用て發黄のみには拘わらぬ也、梔子大黄と伍するときは利水の効あり、後方に云尿如皂角汁とこれなり、後世にても加味逍遙散、龍膽瀉肝湯等の梔子は皆清熱利水を主する也、但し此方發黄に用るは、陽明部位の腹満小便不利を主として用ゆべし、若し心下に鬱結ある者は大柴胡湯加茵陳反て効あり、若し虛候ある者は千金茵陳湯に宜し。」

右帰飲（うきいん）

【出典】 明《景岳全書》卷之五十一德集・新方八陣・補陣

「右帰飲　此れ益火の剤也、凡そ命門の陽衰陰勝の者、此の方加減して之を主るに宜し、此の方と大補元煎の出入互いに用い、陰盛格陽、真寒假熱等の証、澤瀉二錢加えて宜し、煎じを成し涼水に浸し之を冷服するは尤も妙なり、

　　熟地二三錢、或一二兩に至るまで加う　山薬炒二錢　山茱萸一錢　枸杞二錢

　　甘草炙一二錢　杜仲姜製二錢　肉桂一二錢　製附子一二三錢

水二鍾、七部に煎じ、食遠に温服す、気虚血脱の如き、或いは厥或昏、或

いは汗、或いは運、或いは虚狂、或いは短気者、必ず大く人参、白朮を加え随って之を用いるに宜し、火衰して生土不能で嘔噦呑酸の者の如きは、炮乾姜二三錢を加う、陽衰中寒で、泄瀉腹痛の如きは、人参、肉豆蔻を加え随って之を用いるに宜し、小腹多痛の者、呉茱萸五七分を加ゆ、淋帯不止の如きは、破故紙一錢を加え、血少血滞の如きは、腰膝難痛者、當歸二三錢を加う。」

右帰丸（うきがん）

【出典】 明《景岳全書》卷之五十一德集・新方八陣・補陣

「右帰丸　元陽不足、或いは先天稟衰、或いは劳傷過度、以って命門火衰、生土不能に致り、而して脾胃虚寒、飲食少進を為し、或いは嘔悪膨張、或いは翻胃噎膈、或いは怯寒畏冷、或いは臍腹多痛、或いは大便不實、瀉痢頻数、或いは小水自遺、虚淋寒疝、或いは谿谷に寒侵して肢節瘻痛、或いは下焦に寒在りて水邪浮腫、之を總じて、眞陽不足の者、必ず神疲気怯す、或いは心跳不寧、或いは四體不收、或いは眼見邪崇、或いは陽衰無子等の証、俱に速く火之原を益すに宜しい、右腎の元陽を培い、而して腎気自ら強める、此の方之を主る、

　　大懷熟八兩　　山薬炒四兩　　山茱萸微炒三兩　　枸杞微炒四兩　　鹿角膠炒珠四兩
　　兔絲子製四兩　　杜仲薑湯炒四兩　　當歸三兩便溏勿用　　肉桂二兩、漸可加至四兩
　　製附子自二兩漸可加至五、六兩

右丸法は前の如し、或いは丸弾子大の如し、毎に二三丸を嚼服す、滾白湯をもって送下し、其の効尤も速し、陽衰気虚の如きは、必ず人参加えるを以って之を主と為す、或いは二三兩、或いは五六兩、人の虚實に従って、以って増減を為す、蓋し人参の攻、陽薬に従いて則ち陽分に入り、陰薬に従いて則ち陰分に入り、命門の陽を補うを欲し、人参を加えず捷い効は得られない、陽虚滑精の如く、或いは帯濁便溏は、補骨脂酒炙三兩を加う、滄泄腎泄不止は、北五味子三兩、肉豆蔻三兩麩炒去油を用い加う、飲食減少の如く、或いは化易からず、或いは嘔悪呑酸、皆脾胃虚寒の証には、乾姜三四兩、黃に炒りて用い加う、腹痛不止の如くは、呉茱萸二兩、半日湯に泡ぜ、炒りて用ゆ、腰膝酸軟の如きは、胡桃肉連皮四兩を加え、陰虚陽萎の如きは、巴戟天四兩、

肉蓯蓉三兩を加え、或いは黄狗外腎一二寸、之を入れ酒で煮爛れ搗く。」

烏薬湯（うやくとう）
【出典】　金《蘭室祕藏》巻中・婦人門
「烏薬湯　婦人血海疼痛を治す、
　　當歸　甘草　木香各五錢　烏薬一兩　香附子二兩、炒
　右咬咀し、五錢を毎服す、水二大盞、柤を去り、食前に毎服する。」
【参考】　明《濟陰綱目》巻之一・治經病疼痛
「烏薬湯　血海疼痛を治す、
　　烏薬二錢半　香附子二錢　當歸一錢　木香　甘草炙、各五分
　右㕮咀し、水で煎じ服す。」

烏薬順氣飲（うやくじゅんきいん）
【出典】　宋《太平恵民和劑局方》諸風附脚気　烏薬順氣飲
「男子・婦人一切の風気攻注、四肢骨節疼痛、遍身頑麻、頭目旋暈を治す、及び癱瘓にて語言蹇渋、筋脈拘攣するを療す、又た脚気にて歩履艱難、脚膝軟弱、婦人の血風、老人の冷気上攻、胸臆兩脇刺痛、心腹膨張、吐瀉腸鳴するを治す、
　　麻黄根去節　陳皮去白　烏薬去木各二兩　川芎　白僵蚕去絲去觜炒　枳殼去穰麩炒　白芷　甘草炒　桔梗各一兩　乾姜炮半兩
　右細末を為し、毎服三錢、水一盞、薑錢三片、大棗一枚、煎じて七分に至り、温服する、四時の傷寒の如くして、憎寒壮熱、頭痛肢体倦怠には、葱白三寸を加えて、同じく煎じ併服して汗出で差ゆ、閃挫して身体疼痛する如きは、温酒にて調服す、遍身掻痒し、之を抓けば瘡と成るには、薄荷三枚を用い煎じ服す、常に服すれば風を疏し気を順らす、孕婦は服すべからず。」

温経湯（うんけいとう）
【出典】　後漢《金匱要略》婦人雜病脉証并治第二十二
「問いて曰く、婦人年五十所、下利を病みて数十日止らず、暮れば即ち発熱

し、少腹裏急し、腹満し、手掌煩熱し、唇口乾燥する、何也、師曰く、此病、帯下に属す、何を以って故か、嘗(かつ)て半産を経て、瘀血が少腹に在り去らず、何を以って其の之を知るか、其証は唇口乾燥故に之を知るなり、当に以って温経湯之を主どる、

　温経湯方

　　呉茱萸三兩　當歸二兩　芎藭二兩　芍薬二兩　人参二兩　桂枝二兩　阿膠二兩　生薑二兩　牡丹二兩、去心　甘草二兩　半夏半升　麥門冬一升、去心

右十二味、水一斗を以って、三升を煮取り、分け温め三服す、亦た婦人、少腹寒え、久しく受胎せざるを主どる、兼ねて崩中の血去らず、或いは月水来ること過多、及び期に至りて来らざるを取る。」

【参考】 宋《婦人大全良方》

「《千金》温経湯　女人曾(かつ)て經小産し、或いは帯下三十六病、腹脹唇口乾き、日暮に發熱し、小腹急痛し、手足煩熱、大腑調わず、時時泄痢し、経脉調わず、久しく懐孕せずを治す、

　　呉茱萸三兩　白芍薬　當歸　芎藭各二兩　麥門冬去心　半夏半升各兩半

　　人参　阿膠紛炙　牡丹去心　甘草二兩　桂心各一兩

右粗末を為し、毎服三錢、水一盞、薑五片、七分に煎じ、滓を去り、空心食前に温服す、生冷、羊肉、生葱、海藻、菘菜等を忌む。」

【参考】 明治《勿誤藥室方函口訣》

「此方は胞門虚寒と云うが目的にて、凡そ婦人血室虚弱にして月水不調、腰冷、腹痛、頭疼、下血、種々虚寒の候ある者に用ゆ、年五十云々に拘わるべからず、反って方後の主治に拠(よ)るべし。又下血の証、唇口乾燥、手掌煩熱、上熱下寒、腹塊なき者を適証として用ゆ、若し癥塊あり快く血下ざる者は桂枝茯苓丸に宜し、其の又一等重き者は桃核承気湯とするなり。」

温経湯（うんけいとう）

【出典】 明《證治準縄》女科證治準縄卷之一

「温経湯　婦人血海虚寒し、月水不調を治す、

　　川芎　當歸　芍薬　莪朮各一錢半　人参　牛膝　桂心　牡丹皮各一錢

甘草半錢

水二鍾、煎じ一鍾に至り、時に拘わらず服す。」

温清飲（うんせいいん）

【別名】　解毒四物湯

【出典】　明《丹渓心法附餘》巻之二十・婦人門・崩漏九十三・諸附方

「解毒四物湯　婦人経脉浮住し、或いは豆汁の如く、五色相雜り、面色萎黄、臍腹刺痛し、寒熱往来、崩漏止まらずを治す、並びに宜しく之を服す、

　　黄連　黄栢　黄芩　山梔子　當歸　川芎　白芍藥　熟地黄各一錢

水二鍾を用い、煎じ一錢に至り、滓を去り、食前に温服する。」

【参考】　明《萬病回春》巻之六・血崩

「稍久しく虚熱に属する者は、宜しく血を養いて火を清くす、

温清飲　婦人経脉住まらず、或いは豆汁の如く、五色相雜り、面色萎黄、臍腹刺痛し、寒熱往来、崩漏止まらずを治す、

　　黄連　黄栢　黄芩　山梔子　當歸　川芎　白芍藥　熟地黄各一錢

右を剉み一剤とし、水で煎じ空心に服す。」

【参考】　明治《勿誤藥室方函口訣》巻上

「此方は、温と清と相合する処に妙ありて、婦人漏下、或いは帯下、或いは男子下血止まらざる者に用ひて験あり、小栗豊後の室、下血止まらず十餘年、面色萎黄、腰痛折れるが如く、兩脚微腫ありて、衆醫手を束ぬ、余此方を與えて全癒す。」

温胞飲（うんほういん）

【出典】　清《傅青主女科》上巻・下部冰冷不孕・三十一

「婦人下身に冰冷有り、火に暖まらずに非ず、交感（性交）の際、陰中絶え温熱之気無く、人は天分の薄（先天不足）と為すを以って也、誰も胞胎の寒の極みと知らず、夫れ寒冰之地、草木生えず、重陰の淵、魚龍長ぜず、今胞胎既に寒、何ぜ受孕能うか、男子の力鼓勇と雖も、其の精甚だ熱し、子宮之内に直射し、而して寒氷之気相い逼り、亦た暫く過に茹だらず、而して久しく

之嘔せずを能わず也、夫れ猶人也、此婦之胞胎、何を以って此に至る、どうして天分の薄に非ずといえようか非ざる也、蓋し胞胎は心腎の間に居て、上は心に系わり下は腎に系わる、胞胎の寒涼、乃ち心腎二火の衰微也、故に胞胎を治す者、心腎二火を補うは必須にして后すべし、方は温胞飲を用ゆ、

　　白朮一兩、土炒　巴戟一兩、鹽水浸　人参三錢　杜仲三錢、炙黒

　兔絲子三錢、酒浸、炒　山薬三錢、炒　芡実三錢、炒　肉桂三錢、去粗、研

　　附子二分、制　補骨脂二錢

水にて煎じ服す、一月而して胞胎熱し、此方の妙、補心して卽ち補腎、温腎卽ち心を温む、心腎之気旺し、則ち心腎の火自生する、心腎之火生み、則ち胞胎之寒自ら散る、胞胎之寒の原因は、茹でるに至るを以って卽吐する、而して今胞胎既に熱なり、尚施し有り受せず者か、若し湯を改え丸を為し、朝夕呑んで服す、尤も精を攝す能う、伯道有り无兒之嘆(たん)至らずを断つ也、今之種子之者多く喜び熱藥を服す、此方特は胞胎の寒の者に設けるを知らず、若し胞胎熱有り則ち服すに宜しからず、之審びらかにする。」

温腎丸（うんじんがん）

【出典】　明《醫學入門》卷之七・雜病用藥賦

「温腎丸　巴戟二兩　當歸　鹿茸　益智　杜仲　生地　茯神　山薬　兔絲子

　遠志　蛇床子　續斷各一兩　山茱萸　熟地各三兩

末を為し、蜜丸梧子大、毎に三五十丸、空心に温酒で下す、精虚鐘乳粉、五味子を加え、腸道衰えるは續斷を倍し、不固は龍骨、牡蠣を加え、鹿茸を倍する。」

黄耆桂枝五物湯（おうぎけいしごもつとう）

【出典】　後漢《金匱要略》卷上・血痺虛勞病脉證并治第六

「血痺、陰陽俱に微、寸口、關上は微、尺中は小緊、外證身體不仁し風痺の状の如きは、黄耆桂枝五物湯之を主どる、

　　黄耆桂枝五物湯方

　　　黄耆三兩　芍薬三兩　桂枝三兩　生薑六兩　大棗十二枚

右五味、水六升を以って、二升を煑取り、七合を温服す、日に三服す。」

黄耆建中湯（おうぎけんちゅうとう）

【出典】　後漢《金匱要略》卷上・血痺虛勞病脉證并治第六

「虛勞裏急し、諸もろの不足は、黄耆建中湯之を主どる、

　　黄耆建中湯方

小建中湯に於いて内に黄耆一兩半を加え、餘は上方に依（よ）、気短し、胸滿の者、生薑も加え、腹滿の者、棗を去り、茯苓一兩半を加え、及び肺虛損不足を療し、気を補うは半夏三兩を加う。」

【参考】　明治《勿誤藥室方函》

「此方は小建中湯の中気不足、腹裏拘急を主として、諸虛を帶る故黄耆を加うる也、仲景の黄耆は大抵、表托（たく）、止汗、袪水の用とす、此方も外體の不足を目的とする者と知るべし、此方は虛勞の症、腹皮背に貼す、熱なく咳する者に用と雖も、或いは微熱ある者、或いは汗出る者、汗無き者、倶に用ゆべし、《外臺》黄耆湯の二方、主治藥味各少し異なりと雖も、亦皆此方に隸屬す。」

― か ―

開鬱種玉湯（かいうつしゅぎょくとう）

【出典】　清《傅青主女科》上巻・種子・嫉妬不孕

「嫉妬不孕三十四

婦人懷抱素惡く、生子能わざる者、人は天心之を厭う（いと）也と爲すを以って、誰も是れ肝気鬱結と知らず、夫れ婦人の子有る也、必然に心脉流利して滑、脾脉舒徐にして和し、腎脉旺大にて鼓指、始め喜脉と稱え（たた）、未だ三部脉は鬱有り、而して生子能う者也、若し三部脉鬱なら、肝気必ずこの因にて更に鬱、肝鬱なく則ち心腎の脉、必ず鬱の極みに致り而して解す莫く、蓋し子母相い依り、鬱必ず喜ばず、喜べば必ず鬱せず也、其の鬱して成胎の者能わず、肝木の不舒を以って、必ず脾土は下に剋ち、而して脾土の気塞ぐに致る、塞ぐ

則ち腰臍の気必ず不利し、必ず衝任を通ず能わず、而して帯脈に達し、則ち帯脈に気亦た塞ぐ也、帯脈の気既に塞ぎ、則ち胞胎の門必ず閉じ、精卽ち門に致り、亦た其の門を得ずして入る、其れ奈之何哉、治法は必ず四経の鬱を解す、胞胎の門を開けるを以って、則ち幾くなり、方は開鬱種玉湯を用ゆ、

　　白芍一兩、酒炒　　香附三錢、酒炒　　當歸五錢、酒洗　　白朮五錢、土炒

　　丹皮三錢、酒洗　　茯苓三錢、去皮　　花粉二錢

水煎し、一月服し則ち鬱結の気開き、鬱開けば則ち喜気の腹に盈る非ざることなし、而して嫉妬の心、亦た一易以ってす可し、自然に両相合好し、頃刻の間に於いて胎を結ぶ、此方の妙、肝気の鬱を解し、脾気の困を宣じ、而して心腎の気亦た因倶に舒べ、腰臍利し任帯通達し、胞胎の門を必ず啓かず、而して胞胎自ら開く、特に嫉妬の者を治さず。」

艾附暖宮丸（がいぶだんきゅうがん）

【出典】　宋《仁齋直指附遺方論》巻之二十六・子嗣方論

「艾附暖宮丸　婦人子宮虚冷し、帯下白淫し、面色萎黄、四肢痠痛し、倦怠無力、飲食減少し、経脉不調、顔色に血無く、肚腹時に痛み、久しく子息無く、服薬は更に宜しい、悩怒、生冷を戒しめ、累ねて経験を用ゆ、

　　艾葉大葉者、去枝梗、三兩　　香附去毛、六兩、倶要合時採、用醋五升、以瓦罐
　　煮一晝夜、搗爛分餅、慢火焙乾　　呉茱萸去枝梗　　大川芎雀胎者　　白芍藥用酒炒
　　黄耆取黄色、白色軟者、各二兩　　川椒酒洗、三兩　　続斷去蘆、一兩五錢
　　生地黄生用、一兩、酒洗、焙乾　　官桂五錢

右細末と為し、上好米醋にて糊に打ち丸を為し、梧桐子大の如く、五七十丸を毎服する、淡醋湯にて食に遠くし送下する、修合日、宜しく天徳合月合徳合日壬子日、精選した薬材妙を為す耳。」

加減一陰煎（かげんいちいんせん）

【出典】　明《景岳全書》巻之五十一徳集

「加減一陰煎　前の證の如き火の甚だしき者を治す、此の方を宜しく用ゆ、

　　生地　芍薬　麦冬各二錢　熟地三五錢　炙甘草五七分　知母　地骨皮各一錢

水二錢、煎じ服す、煩躁し熱甚だしく便結の者、石膏二三錢を加え、小し水の熱し灑の如き者、梔子一二錢を加え、火上に浮く者、澤瀉一二錢を加え、或いは黄芩一錢、血燥し血少の如き者、当帰一二錢を加える。」

【参考】 一陰煎《景岳全書》

「一陰煎　此れ治すは水虧火勝之剤、故に曰く一陰、凡そ腎水眞陰虚損し、脉證は陽多く、陰火発熱し、陰虚動血等の證に及ぶ、或いは瘧疾傷寒屢散之後、汗を取り既に多く、脉虚気弱し、煩渇して止まらず、潮熱退かざる者、此の汗多くを以って傷陰し、水虧然る也、皆此れ加減を宜しく用い之を主どる、

　　生地二錢　熟地三五錢　芍薬二錢　麦冬二錢　甘草一錢　牛膝一錢半
　　丹参二錢

水二鐘、七分に煎じ、食に遠くし温服し、火盛り煩躁の如き者、眞龜膠二三錢化し服し、気虚の如き者、間に人参一二錢を用い、心虚し眠れず多汗の者、棗仁當歸各一二錢を加え、汗多く煩躁の如き者、五味子十粒を加え、或いは山薬山茱萸を加え、微火を見る如き者は女貞子一二錢を加え、虚火上浮の如き、或いは吐血、或いは衄血止まらぬ者は、澤瀉一二錢を加え、茜根二錢、或いは川続斷一二錢加え灑之亦た妙なり。」

膈下逐瘀湯（かっかちくおとう）

【出典】 清《醫林改錯》上巻・膈下逐瘀湯所治之症目

「膈下逐瘀湯所治之症、後に開列する、

　　積塊

積塊の一症、古人の立てた五積、六聚、七癥、八瘕之名を必ず論ぜず、亦た議駁（ぎばく）なく其を錯（あやま）る、駁之過煩未だ免れず、今請問うに肚腸に在り能く血塊するは何物か、若し胃に有りて結する者必ず食也、腸に在り結する者燥糞也、積塊日に久しく、飲食仍然と故の如し、自然と腸胃之内に在らず、必ず腸胃之外に在る、腸胃之外、無論何處にも、皆氣血有り、気は氣管に在り、血は血管に有り、氣形無く結塊能わず、結塊の者、必ず形之血有る也、血は寒を受け、則ち凝結塊を成し、血は熱を受け、則ち煎熬し塊を成す、豎（たて）は血管に凝結し、則ち豎條し、横は血管凝結し、則ち横條を成す、横豎の血管は皆凝

結し、必ず接連し片を成す、片の日久しければ凝し、濃にして塊を成す、既に血塊、當に發燒する、血府の血瘀必ず發燒するを知る要、血府、血之根本、瘀則ち命殞ちる、肚腹血瘀、發燒せず、肚腹、血之末梢、瘀と雖も生傷に致らず、積聚し塊を成すは論無く、左肋、右肋、臍左、臍右、臍上、臍下に在り、或いは之を按ずれば跳動し、皆此の方を以って之を治す、效を取り手に應じずことなく、病輕き者は少なく服し、病重き者は多く服す、總じて病去れば藥を止む、多服する可からず、倘お病人氣弱にして、克消すること任ぜざれば、原方に黨參三五錢を皆加う可し、必ず拘泥せず、

　小兒痞塊

小兒痞塊、肚に大青筋、始終總じて是れ血瘀の患と爲す、此の方の前に通竅活血湯、血府逐瘀湯を與え、三方を輪轉して之を服し、月餘、未だ成功なき者有り、

　痛不移處

凡そ肚腹疼痛し、總じて移動せず、是れ血瘀なり、此方を用いて之を治す極めて效あり、

　臥則腹墜

病人夜臥し、腹中に物有るに似る、左に臥せば左向きに邊墜し、右に臥せば右向きに邊墜し、此れ内に血瘀有り、此方を以って主と爲す、雜症有り、兼ねて他藥以ってす、

　腎瀉

天の五更、瀉は三兩次、古人名ずけて腎泄と曰う、言うに腎虛に、二神丸、四神丸等の藥を用うという、之の治效なく、常に三五年愈ざる者有り、病の源を知らず、是れ難事也、總じて上に瘀血を提すを知らず、臥して則ち將に津門擋嚴する、水は津門から出る能わず、幽門から小腸へ入り、糞與一處に合成し、糞は稀溏し、故に清晨三五次瀉す、此方逐に總じて提上之瘀血に用ゆ、血活し、津門擋無く、水出で瀉止む、三五寸可すれば痊愈ゆ、

　久瀉

肚瀉して日に久しく、百方效なく、是れ總じて瘀血過多と提す、亦た此の方を用ゆ、

膈下逐瘀湯方

　　靈脂二錢、炒　　當歸三錢　　川芎二錢　　桃仁三錢、研泥　　丹皮二錢

　　赤芍二錢　　烏藥二錢　　元胡一錢　　甘草三錢　　香附錢半　　紅花三錢　　枳殼錢半

水にて煎じ服す。」

加味帰脾湯（かみきひとう）

【出典】　明《内科摘要》巻上・十二・各症方薬。

「帰脾湯　思慮脾傷、摂血能わず、血妄行に到り、或いは健忘怔忡、驚悸盗汗、心脾作痛、嗜臥少食、大便不調、或いは肢體重痛、月経不調、赤白帯下、或いは思慮脾傷して瘧痢を患う、

　　人参　　白朮　　白茯苓　　黄耆　　龍眼肉　　酸棗仁各二錢　　遠志一錢　　木香

　　甘草炙、各五分　　當歸一錢

右薑棗にて水煎し服す、加味帰脾湯、即ち前方に柴胡、山梔を加ゆ。」

【参考】　明《正體類要》下巻・方薬

「帰脾湯　跌撲等の症を治す、気血損傷し、或いは思慮脾傷し、血虚火動、寤めて寐れず、心脾作痛し、怠惰嗜臥、怔忡驚悸、自汗盗汗、大便不調、或いは血上下妄行し、其の攻甚だしく捷し、

　　白朮　　當歸　　白茯苓　　黄耆炒　　龍眼肉　　遠志　　酸棗仁炒、各一錢　　木香五

　　分　　甘草炙、三分　　人参一錢

右薑棗にて水煎服し、柴胡、山梔子を加え、即ち加味帰脾湯。」

加味逍遙散（かみしょうようさん）

【出典】　清《古今圖書集成醫部全録》巻三百八十二・婦人経脉門方引《醫統》

「加味逍遙散　肝脾血虚有熱を治す、

　　柴胡　　丹皮　　梔子炒各五分　　甘草炙　　当帰炒　　芍薬酒炙　　茯苓

　　白朮炒各一錢、

　　右、水煎して服す」

【参考】　明《校註婦人良方》卷之二十四・瘡瘍門・婦人結核方論第四。

「加味逍遙散　肝脾血虚有熱し、遍身瘙痒し、或いは口燥咽乾し、發熱盗汗し、

食少嗜臥、小便澀滯等症を治す、又は瘰癧、流注、煩熱等瘡を治す、

甘草炙　当帰炒　芍薬酒炙　茯苓　白朮炒各一錢　柴胡　牡丹皮　山梔子炒五分

右水煎して服す」

【参考】　明《内科摘要》巻下・各症方薬

「加味逍遙散　肝脾血虚発熱し、或いは潮熱晡熱し、或いは自汗盗汗し、或いは頭痛目澀し、或いは怔忡不寧し、或いは頰赤口乾し、或いは月經不調し、或いは肚腹(とふく)作痛し、或いは小腹重墜し、水道澀痛し、或いは腫痛出膿し、内熱作渇等症を治す、

当帰　芍薬　茯苓　白朮炒　柴胡各一錢　牡丹皮　山梔炒　甘草炙各五分

右水煎し服す」

【参考】　明《女科撮要》巻下・附方并注

「加味逍遙散　血虚有熱し、遍身瘙痒し、或いは口燥咽乾し、發熱盗汗し、食少嗜臥し、小便澀滯等症を治す、

甘草炙　当帰炒　芍薬酒炙　茯苓　白朮炒　柴胡各一錢　牡丹皮　山梔炒、各五分

右水煎し服す」

【参考】　明《審視瑤函》巻五・運気原證・暴盲症。

「加味逍遙散　怒気肝を傷り、并じて脾虚血少し、目暗不明に致り、頭目澀痛し、婦女経水不調等症を治す、

当帰身酒炙　白朮土炒　白茯神　甘草稍生用　白芍薬酒炙　柴胡各一錢　炒梔子　丹皮各七分

右剉劑、白水二鍾にて、煎し八分に至り、滓を去り、食遠にして服す。」

【主治】　肝脾血虚、内有鬱熱、潮熱晡熱、自汗盗汗、胸脇作痛、頭昏目暗、怔忡不寧、頰赤口干。婦人経行不暢、發熱咳嗽。或陰中作痛、或陰門腫痛。小児口舌生瘡、胸乳膨脹。外証遍身瘙痒、或虚熱生瘡。

加味逍遙散（かみしょうようさん）

【出典】　清《医学心悟》巻三・類中風

「加味逍遙散　肝經鬱火、胸脇脹満、或いは寒熱を作し、甚だしければ肝木生風に至り、眩暈振搖し、或いは咬牙發瘈し、一目斜視、一手一足抽搐し、此れ皆肝風不和之證、經に曰く、木鬱達之是已、

　　柴胡　甘草　茯苓　白朮　當歸　白芍　丹皮　黒山梔各一錢　薄荷五分
水にて煎じ服す」

【参考】　明治《勿誤藥室方函口訣》

「此方は清熱を主として上部の血症に効あり、故に逍遙散の症にして、頭痛面熱、項背強ばり、鼻衄などあるに佳なり、又下部の湿熱を解す、婦人淋疾、龍胆瀉肝湯などより一等虚候の者に用いて効あり、凡て此方の症にして寒熱甚だしく胸脇に迫り、嘔氣等ある者は、小柴胡湯に梔丹を加うべし、又男子婦人遍身に疥癬の如き者を発し甚だ痒く、諸治効なき者、此方に四物湯を合して験あり、華岡氏は此方に地骨皮、荊芥を加えて鵞掌風に用ゆ、又老医の傳(つたえ)に、大便秘結して朝夕快く通ぜぬと云う者、何病に限らず此方を用ゆれば大便快通して諸病も治すと云ふ、即ち小柴胡湯を用ひて津液通ずると同旨なり。」

加味補中益気湯（かみほちゅうえっきとう）

【出典】　清《傳青主女科》

「肥胖不孕三十五

婦人身體肥胖有り、痰涎(たんせん)甚だしく多く、受孕能わずの者、人は気虚の故と為すを以って、誰も湿盛の故と知らず、夫れ湿は従いて下に受け、乃ち言う外邪の湿也、而して肥胖の湿、實は外邪に非ず、乃ち脾土の内病也、然るに脾土は既に病む、水穀の分化能わず、以って四肢を養い、宜しく其の身體瘦弱、何を以って肥胖能う、湿盛の者に肥胖多くを知らず、肥胖の者気虚多く、気虚の者、痰涎多く、外は健壯に似て、而して内實虚損也、内虚則ち気必ず衰え(おとろ)、気衰えば則ち水行る能わず、而して湿は調胃の間に停まり、化精能わず而して化涎能わず、夫脾の本は湿土、又た痰多が因で、愈よ(いよいよ)其の湿加わり、脾は受納能わず、必ず津は胞胎を潤し、日が積み月に累ね(かさ)、則ち胞胎汪洋の水窟を為し竟變(きょうへん)し、且つ肥胖の婦、内肉必ず満たり、子宮を遮膈(しゃかく)し、

受納能わず、此れ必然の勢也、況して又た水湿の盛を以って加わり、即ち男子甚だしく健らかで、陽精は子宮に直達し、而して其の水勢滔滔、泛濫し畏れるを能う、亦た遂に精化は水を成し、又た何ぜ妊むを成す哉、治法は洩水化痰を主と為す以って必須とす、然るに徒ずらに洩水化痰し、而して脾胃の気を急いで補わず、則ち陽気旺せず、濕痰去らず、人は先に病む、烏望其茹して吐せず、方は加味補中益気湯を用ゆ、

　　人参三錢　黄耆三錢、生用　柴胡一錢　甘草一錢　當歸三錢、酒洗
　　白朮一兩、土炒　升麻四分　陳皮五分　茯苓五錢　半夏三錢、製

水煎し、八剤を服す、痰涎盡く消え、更に十剤、水濕利し、子宮涸出し、受精に於いて易く而して妊むを成す、其れ昔に於いて在り、則ち望洋観海の如く、而して今に於いて至り、則ち是馬致成功也、快哉、此の方の妙、妙は脾気を上に升提し、雲を作し雨を作し、則ち水湿反って下行し利す、胃気を助け而して下に消え、液と為し津と為す、則ち痰涎は上化し轉じ易し、其の肥を損じるを以って消化の品を必要とせず、而して肥自ら碍げず、其の竅を開くを以って峻決の味を必用とせず、而して竅は自ら通ず能う、陽気充足し、自ら精を撮り、濕邪散徐し、自ら種を受く可し、何ぜ肥胖不孕の慮るに足らんや、再に十剤、后に杜仲一錢半、炒断絲、続断錢半炒、必ず受孕する。」

乾薑人参半夏丸（かんきょうにんじんはんげがん）

【出典】　後漢《金匱要略》卷下・婦人妊娠病脉證治第二十

「妊娠嘔吐止まらず、乾薑人参半夏丸之を主どる、

　　乾薑人参半夏丸方
　　　乾薑　人参各一兩　半夏二兩

右三味之末とし、生薑汁糊を以って丸を為し、梧子大、十丸を飲服す、日に三服する。」

【参考】　明治《勿誤藥室方函口訣》卷上

「此方は本悪阻を治する丸なれど、今料となして、諸嘔吐止まず、胃気虚する者に用ひて捷攻あり。」

完帯湯（かんたいとう）

【出典】　清《傅青主女科》上巻・帯下

「夫れ白帯乃ち濕盛して火衰す、肝鬱して気弱、則ち脾土が傷を受け、濕土之気下陷し、是れ脾精を以って守れず、經水を為すを以って榮血化す能わざる、反って白滑之物に變生し、陰門直下由り、自ら禁ずを欲し得らざるなり、治法は宜しく脾胃之気を大いに補い、稍佐は舒肝之品を以って、地中に於いて風木を使い閉塞せず、則ち地気は自ら天上に於いて升騰し、脾気健やかにして濕気消ゆ、自ら白帯の患無くす、方は完帯湯を用ゆ、

　　白朮一兩、土炒　山薬一兩、炒　人参二兩　白芍五錢、酒炒　車前子三錢、酒炒　蒼朮三錢、製　甘草一錢　陳皮五分　黒芥穂五分　柴胡六分

水で煎じ服す、輕は二剤、四剤で止む、六剤則ち白帯全て愈ゆ。」

耆帰建中湯（ぎきけんちゅうとう）

【出典】　江戸《瘍科方筌・癰疽門　華岡青洲》

「耆帰建中湯　癰疽潰れた後、膿多く出で、自汗盗汗止まず、日々虚状を為す者を治す。

　　耆　當　桂　芍　甘　棗　姜
　右七味、水にて煎ず。」

【参考】　明治《勿誤藥室方函》

「諸病後、虚脱し、盗汗出ずる者を治す、則ち當歸建中湯方中に黄耆を加う、或は証に随い反鼻を加う、此の方は青洲の創意にて、瘡癰に用ゆれども、虚労の盗汗、自汗症に用ひて宜し、《外臺》黄耆湯、前胡建中湯、楽令建中湯の類は総て此の方に胚胎するなり。」

帰芍地黄湯（きしゃくぢおうとう）

【出典】　明《症因脉治》巻二・吐血咳血・外感吐血

「外感之の吐血を治す、若し身痛発熱、表邪未だ解さず、此れ太陽の邪熱衝を攻め、脈浮大にして数の者、羌活沖和湯加減之を治す、佐は清胃之薬を以って、若し表邪已に散じ、身に仍お発熱し、目痛し不眠、此れ陽明經の邪熱、

脈長じ数の者、乾葛菖蒲湯、佐は凉血之薬を以って、或いは犀角地黄丸を用ゆ、耳聾し寒熱、兼ねて小柴胡湯を用ゆ、脈芤して澀の者、歸芍地黃湯、
　歸芍地黃湯
　　當歸　白芍薬　生地　丹皮　茯苓　山薬　山茱萸　澤瀉」

歸腎丸（きじんがん）

【出典】　明《景岳全書》卷之五十一德集・新方八陣・補陣
「歸腎丸　腎水眞陰の不足、精衰血少、腰痠脚軟、形容憔悴、遺泄陽衰等の證、此れ左歸、右歸二丸の次の者也、
　　熟地八兩　山薬四兩　山茱萸四兩　茯苓四兩　當歸三兩　枸杞四兩
　　杜仲水炒四兩　兔絲子製四兩
熟地黃と同じに蜜で煉り丸を為し、桐子大、百餘丸を毎服し、餓時に或いは滾水或いは淡鹽水にて送下する。」

橘皮竹茹湯（きっぴちくじょとう）

【出典】　後漢《金匱要略》卷中・嘔吐噦下利病脉證治第十七
「噦逆の者、橘皮竹茹湯之を主どる、
　橘皮竹茹湯方
　　橘皮二斤　竹茹二升　大棗三十枚　生薑半斤　甘草五兩　人參一兩
右六味、水一斗を以って、三升を煑取り、一升を溫服する、日に三服する。」
【参考】　明治《勿誤藥室方函口訣》卷下
「此方は、橘皮の下気を主として竹茹の潤降を兼ぬ、故に気逆噦を發する者の主とす、又甘草を多く入るるが手段なり、若し少量なれば効なし、傷寒痢病などの脱陽して噦する者には効なし、雜病の噦なれば月餘の者と雖も必ず効あり、若し濁飲上逆して噦する者は、陽に在りては半夏瀉心湯、陰に在りては呉茱萸湯の主なり、若し胃気衰脱、奔騰して噦する者は、此の数に非ず、死症なり。」

帰脾湯（きひとう）

【別名】　帰脾散《古今醫鑑》、帰脾飲《痘學眞傳》卷七

【出典】　明《校註婦人良方》卷之二十四・瘡瘍門・婦人結核方論第四・附方薬。

「歸脾湯　肝經失血し少寐、發熱盜汗し、或いは思慮し脾を傷り、攝血を能わず、以って妄行に致り、或いは健忘怔忡し、驚悸不寐し、或いは心脾傷痛し、睡卧少食し、或いは憂思脾を傷り、血虚發熱し、或いは肢体作痛し、大便不調し、或いは經候不準し、晡熱(ほねつ)內熱し、或いは瘰癧(るいれき)流注し、消散潰斂能わずを治す、

　　　人参　白朮炒　黄耆炒　白茯苓　龍眼肉　當歸　遠志　酸棗仁炒、各一錢
　　　木香　甘草灸、各五分　右薑棗水煎服。」

【参考】　明《正體類要》下卷・方藥

「歸脾湯　跌撲(てつぼく)等の症を治す、気血損傷し、或いは思慮し脾を傷り、血虚火動し、寤(さめる)而不寐、或いは心脾作痛し、怠惰嗜臥し、怔忡驚悸し、自汗盜汗し、大便不調し、或いは血上下に妄行し、其功は甚しく捷(はや)い、

　　　白朮　當歸　白茯苓　黄耆炒　龍眼肉　遠志　酸棗仁炒各一錢　木香五分
　　　甘草灸三部　人参一錢　右薑棗水煎服、加柴胡、山梔、卽ち加味歸脾湯。」

【参考】　明《口齒類要》附方幷注

「歸脾湯一名濟生歸脾湯　思慮を脾を傷り、血耗唇皺(しゅう)し、及び気鬱生瘡し、咽喉不利し、発熱便血し、盜汗晡熱等症を治す、

　　　木香　甘草各三部　人参　白朮　茯苓　黄耆炒　當歸　龍眼肉　遠志
　　　酸棗仁炒各一錢
　　右水煎し服す」

【参考】　明治《勿誤藥室方函口訣》卷之下

「歸脾湯　此方は明醫雜著に據(よっ)て遠志當歸を加えて用いて健忘の外思慮過度して心脾に臟を傷り血を攝することならず、或吐血衄血或下血等を治するなり、此方に柴胡山梔を加えたるは内科摘要の方なり、前症に虚熱を挾み或肝火を帯る者に用ゆ、大凡補剤を用るときは小便通利少なき者多し、此方も補剤にして且利水の品を伍されとき、方中の木香気を下し胸を開く故よく小便をして通利せしむ、主治に大便不調を云は能小便を利するを以大便自止の理

婦科常用方剤　145

なり。」

芎帰膠艾湯（きゅうききょうがいとう）

【出典】　後漢《金匱要略》巻下・婦人妊娠病脉證治第二十

「師曰く、婦人漏下有る者、半産の後の因有りて下血續く、都べて絶えざる者、妊娠有りて下血の者、假令えば妊娠腹中痛むは、胞阻と為す、膠艾湯之を主どる、

　　芎帰膠艾湯方

　　　芎藭二兩　阿膠二兩　甘草二兩　艾葉二兩　當歸三兩　芍藥四兩　乾地黃六兩

右七味、水五升を以って、清酒三升、合して三升を煑取り、滓を去り、膠を内れ、消盡せしめ、一升を温服し、日に三服する、差えざれば更に作す。」

【参考】　宋《太平惠民和劑局方》巻之九・治婦人諸病

「膠艾湯　血氣を労傷し、衝任虚損、月水過多、淋瀝漏下、連日断たず、臍腹疼痛し、及び妊娠将に接し宜を失い、胎動不安、腹痛下墜するを治す、或いは胞絡を労傷して、胞阻漏血、腰痛悶亂し、或いは損動するに因り、胎は上がり心を搶く、奔衝短気し、及び産乳に因りて、衝任の気虚し、約制すること能わず、経血淋漓して断たず、日月を延引して、漸く羸痩を成すを治す。」

【参考】　明治《勿誤藥室方函口訣》巻下

「此方は止血の主薬とす、故に漏下、胞阻に用ゆるのみならず、千金外臺には妊娠、失仆、傷産、及び打撲、損傷、諸出血に用ゆ、千金の芎帰湯、局方の四物湯、皆此方を祖とすれども、阿膠の滋血、艾葉の調輕、之に加ふるに甘草の和中を以つてして、其の効妙とす、是を以って先輩は四物は板実而不靈と云うなり、又痔疾及び一切下血、此方を与えて血止むの後、血氣大いに虚し、面色青惨、土の如く、心下悸し、或いは耳鳴する者は、三因加味四君子湯に宜し、蓋し、此方は血を主とし、彼は気を主とす、彼此各其の宜しき処あるなり。」

姜黄散（きょうおうさん）

【出典】 宋《婦人良方》卷之一・調輕門・月水不調方論第五

「薑黄散　血臟久冷し、月水不調し、臍腹刺痛を治す、出專治婦人

　　　川薑黄成片子者、四兩　蓬莪朮　紅花　桂心　川芎各一兩　延胡索　牡丹皮
　　　當歸各二兩　白芍薬三兩

　右細末を爲し、一錢を毎服する、水半盞、酒半盞、煎じ七分に至り、熱し服す。」

【参考】 明《女科證治準縄》卷之一・調輕

「薑黄散　血臟久冷し、月水不調し、臍腹刺痛を治す、

　　　川薑黄成片子者　白芍薬各貳錢　延胡索　牡丹皮　當歸各貳錢半　莪朮
　　　紅花　桂心　川芎各壹錢

　右一服を作し、水二鍾、酒半鐘、煎じ一鍾に至り、時に拘らず服す。」

祛風定痛湯（きょふうていつうとう）

【出典】 清《傅青主女科》陰痛・第三十九

「産後、起居すること太いに早く、産門に風作痛を感じ、衣被を身體に近づけ
　難し、宜しく祛風定痛湯を用ゆ、

　　　川芎一錢　當歸三錢　獨活　防風　肉桂　荊芥各五分　炒黒茯苓一錢
　　　地黄二枚　棗二枚

　煎じ服す。」

挙元煎（きょげんせん）

【出典】 明《景岳全書》卷之五十一德集・新方八陣・補陣

「擧元煎　氣虛下陷、血崩血脱、亡陽垂危等の證を治す、歸に於いて不利有り、
　熟等の剤、但だ宜しく補氣の者、此を以って之を主どる、

　　　人参　黄耆炙、各三五錢　炙甘草一二錢　升麻五七分、炒用
　　　白朮炒、一二錢

水一鐘半、七八分に煎じ、温服す、陽氣虛寒を兼ねる者、桂附乾薑を隨（した）がい
宜しく佐に用う、滑脱を兼ねる者、烏梅二個、或いは文蛤七八分を加う。」

金鎖固精丸（きんさこせいがん）

【出典】　清《醫方集解》收澀之劑第十七

「金鎖固精丸　精滑不禁を治す精滑の者、火炎上し水下に趣き、心腎不交也

　　沙苑蒺藜炒　茨実蒸　蓮鬚二兩　龍骨酥炙

　　牡蠣鹽水煮一日一夜、煅分、一兩

蓮子粉糊で丸を為す、鹽湯で下す、

此れ足少陰薬なり、蒺藜は補益益精し、蓮子は心腎を交通し、牡蠣は清熱補水し、茨実は固腎補脾し、之に蓮鬚、龍骨を合わせ、皆渋精祕気の品、以って滑脱を止める也。」

苦散（くさん）

【出典】　宋《幼幼新書》巻第二十六・諸疳餘證

「《養生》脾は濕を受け、泄痢止まらず、米穀化せずを治す、亦た疳気下痢するを治す、苦散、一名を戊己圓、

　　呉茱萸　黄連　白芍薬俱銼如豆、各五兩、同炒赤

末、煮て糊で梧子の如く圓とす、空腹に二十圓を濃い米飲で下す、日に三、未だ加えるを知らず、或いは散二錢、水一錢七分に煎じ、滓を和し温服す、生冷油膩を忌む。」

啓宮丸（けいきゅうがん）

【出典】　清《醫方集解》経産之劑

「啓宮丸體肥不孕

子宮脂滿、孕育能わず、婦人肥盛不孕の者、子宮肥滿壅阻を以って、故に受胎する能わず也、

　　芎藭　白朮　半夏麴　香附一兩　茯苓　神麴五錢　橘紅　甘草一錢

粥丸、此れ足の太陰厥陰薬也、橘半白朮、其の痰を徐するを以って濕を燥し、香附神麴、其の滯を消すを以って理気し、川芎其の血を活するを以って鬱を散じ、則ち壅ぐ者を通す、塞の者啓く也、茯苓甘草、亦た濕を去し中を和すを以って、其の生氣を助く也、肥して不孕、多くは痰盛に由り、故に二陳を

君と為し、而して気血薬を加う也。」

桂枝加龍骨牡蠣湯（けいしかりゅうこつぼれいとう）
【出典】　後漢《金匱要略》血痺虚労病脉證并治第六
「夫れ失精家は、少腹弦急し、陰頭寒く、目眩し、髪脱し、脈極虚し、芤遅するは、清穀亡血失精を為す、脈諸もろ芤動微緊を得れば、男子失精し、女子夢交する、桂枝加龍骨牡蠣湯之を主どる、

　　桂枝加龍骨牡蠣湯方小品云虚弱浮熱汗出者除桂加白薇附子各二分故日二加龍骨湯

　　　桂枝三兩　芍薬三兩　生薑三兩　甘草二兩　大棗十二枚　龍骨三兩
　　　牡蠣三兩

右七味、七升を以って、三升を煑取り、分け温め三服する。」

【参考】　明治《勿誤藥室方函口訣》
「此方は虚労失精の主方となれども、活用して小兒の遺尿に効あり、故に尾州殿の老女、年六十餘、小便頻数、一時間五六度上 厠（じょうしょく）、少腹弦急して、他に苦しむ所なし、此方を長服して愈ゆ。」

桂枝人参湯（けいしにんじんとう）
【出典】　後漢《傷寒論》太陽下篇
「太陽病、外證未だ除かざるに数しば之を下し、遂に協熱して利す、利下止まず、心下痞硬し、表裏解さざる者は、桂枝人参湯之を主どる、

　　桂枝人参湯

　　　桂枝四兩、別切　甘草四兩、炙　白朮三兩　人参三兩　乾姜三兩

右五味、水九升を以って、先ず四味を煮て、五升を取る、桂を内に入れ、更に煮て三升を取り、滓を去る。一升を温服し、日に再び夜に一服す。」

【参考】　明治《勿誤藥室方函口訣》
「此方は協熱利を治す、下利を治するは理中丸に拠るに似たれども、心下痞ありて表症を帯ぶる故、《金匱》の人参湯に桂枝を加う、方名苟もせず、痢疾最初に一種此方を用ゆ場合あり、其の症、腹痛便血もなく、悪寒烈しく脈緊

なる者、此方を与ふるときはすっと弛む也、発汗の宜しき所と混ずべからず、丹水子は此方に枳實、茯苓を加えて逆挽湯と名ずく、是は《醫門法律》に拠って舟を逆流に挽きもどす意にて、此方と同じく下利を止むるの手段なり。」

桂枝茯苓丸（けいしぶくりょうがん）

【出典】　後漢《金匱要略》巻下・婦人妊娠病脉證治第十九

「婦人、宿癥病有り、經斷ちて未まだ三月に及ばず、而も漏下を得て止まず、胎動きて臍上に在る者は、癥痼の害と為す、妊娠六月にして動く者、前の三月經水利する時は、胎なり、下血する者は後斷ちて三月の衄也、血止まざる所以の者は、其の癥去らざるが故なり、當に其の癥を下すべし、桂枝茯苓丸之を主どる、

　　桂枝茯苓丸方
　　　桂枝　茯苓　丹皮　桃仁去皮尖、熬　芍薬各等分

右五味、之を末とし、煉蜜にて丸兎屎大の如く、毎日食前に一丸を服す、知らざれば、加えて三丸に至る。」

【参考】　宋《婦人大全良方》巻之二十二・妊娠誤服毒藥傷動胎氣方第十

「奪命圓　專ら婦人小産、下血多に至り、腹中に子死、其の人憎寒し、手指唇口、爪甲青白、面色黄黒、或いは胎上がり心を搶き、則ち悶絶死なんと欲す、冷汗自ら出で、喘満して食せず、或いは毒物を食し、或いは誤った草薬を服し、胎氣の動を傷り、下血止まらず、胎尚お未だ損じ、之を服せば安ず可し、已に死す、之を服し下す可し、此の方的に係わり異人に傳授す、妙に至る。」

【参考】　明《萬病回春》巻之六・産育

「催生湯　産母腹痛腰痛の候、胞漿水下るを見て方に服す、

　　桃仁炒、去皮　赤芍　牡丹皮淨　官桂　白茯苓去皮、各一錢

右剉み一剤とし、水煎して熱服する。」

【参考】　明治《勿誤藥室方函口訣》巻下

「此方は、瘀血より来たる癥瘕を去るが主意にて、凡て瘀血より生ずる諸症に活用すべし、原南陽は甘草、大黄を加へて腸癰を治すと云ふ、余門にては大黄、附子を加へて血瀝痛及び打撲痛を治し、車前子、茅根を加へて血分血腫

及び産後の水気を治するなり、又此方は其癥不去也を目的とす、又温経湯の如く上熱下寒の候なし。」

荊穂四物湯（けいほしもつとう）

【出典】　清《醫宗金鑑》卷之四十三・雜病心法要訣

「荊穂四物湯　頭暈頭痛同一に治す、血虚は穂、気は補中、気血兩虚は十全大補、上盛下虚は黒錫を霊（たま）う」

【注】　頭暈之虚實寒熱の諸證は、同じ頭痛にて一治法也、其の因血虚に有れば、宜しく荊穂四物湯を用ゆ、即ち當歸、川芎、白芍、熟地黄、荊芥穗也。氣虚は、宜しく補中益氣湯を用ゆ、氣血兩虚は、宜しく十全大補湯を用ゆ、上盛下虚は、宜しく黒錫丹を用ゆ。

血府逐瘀湯（けっぷちくおとう）

【出典】　清《醫林改錯》上卷・血府逐瘀湯所治之症目。

「血府逐瘀湯之の病を治す所、後に於いて開列する、

　頭痛

頭痛は外感に有りて、必ず発熱、悪寒之表症を有す、発散して愈ゆ可し、積熱有れば、必す舌乾口渇する、承氣を用い愈ゆ可し、氣虚有れば、必ず痛に似て痛まず、参耆を用い愈ゆ可し、査患頭痛、表症無く、裏症無く、氣虚痰飲等症無く、忽犯忽好、百方が効無し、此方を用い一剤にて愈ゆ、

　胸痛

胸痛は前面に在り、木金散を用い愈ゆ可し、後に通じ背亦た痛む、瓜蔞薤白白酒湯を用い愈ゆ可し、傷寒に在り、瓜蔞を用い、陷胸、柴胡等皆愈ゆ可し、忽然（こつぜん）胸痛を有し、前方は皆應ぜず、此方を一付用い、痛み立止する、

　胸不任物

江西巡撫阿霖公、年七十四して、夜臥するに胸を露すれば睡る可し、蓋し一層の布圧にて睡を能わず、已に七年經ち、之に余の診を召き、此方五付にて愈ゆ、

　胸任重物

一女二十二歳、夜臥するに僕婦坐せしめ方睡する、已に二年經ち、余亦た此方を用い、三付にて愈ゆ、設けて一齋に病源を問われ、何を以って之を答えた、

　　天亮出汗

醒後汗出るを、名けて曰く自汗、因って出汗て醒める、名けて曰く盗汗、盗は人之気血を散じる、此は千古からの不易の定論、補気を竟て有用し、固表、滋陰、降火之を服し効なく、而反って加重する者、血府を知らず亦た人のしむ自汗盗汗に、血府逐瘀湯を用い、一兩付にて汗止む、

　　食自胸右下

食自ら胃管にて下る、宜しく正中に従い、食咽に入り、胸右に従いて有り邊り嚥下する者、胃管は肺管之後に在り、仍お肺葉の下を由して肺前に轉入し、肺下を由して肺前に至り、隔膜に出て腹に入り、肺管正中、血府に瘀血有り、將の胃管擠と右に於いて靠、輕きは則ち治し易く、飲食碍ぐこと無く也、重ければ則ち治し難し、擠せば胃管は彎り細く靠れ、飲食を碍ぐことある也、此方で効く可し、痊愈難し、痊＝治る

　　心裏熱名曰燈籠病

身外涼し、心裏熱する、故に燈籠病と名ずく、内に瘀血有り、虚熱を認むと為す、補を愈ゆ瘀を愈ゆ、實火を認むと為す、凉を愈ゆ凝を愈ゆ、三兩付して血を活し熱を退ける、

　　瞀悶

卽ち小事にて開展能わず、卽ち是血瘀、三付にて好む可し、

　　急躁

平素和平、病有りて急躁、是血瘀、一、二付にて必ず好し、

　　夜睡夢多

夜睡夢多是れ血瘀、此方一兩付にて痊愈する、外には良方無し、

　　呃逆　俗名打呃忒

血府血瘀の因にて、將に左氣門に通じて、右氣門に歸して拼せて心に上りて一根の気管外に従い巖を擠し、吸気下行する能わず、隨って上に出で、故に呃気する、若し血瘀甚しければ、気管閉塞し、出入の氣通ぜず、悶絶して死す、古人は病源を知らず、以って橘皮竹茹湯、承気湯、都気湯、丁香柿蒂湯、

附子理中湯、生薑瀉心湯、代赭旋覆湯、大小陷胸湯にて之を治し、一も効の者無し、相傳じて傷寒を略忒し、瘟病を略忒し、雜症、呃逆を一見して、速かに此方を用い、輕重には論無く、一付にて卽ち効く、此は余の心法也、

　　飲水卽嗆

飲水して卽ち嗆、乃ち厭に會い血瘀有る、此方を用い極効する、古人の評論は全く錯、余は詳らかに痘症に於いて條する、

　　不眠

夜に睡能わず、安神養血藥を用い之を治し効なき者、此方は若神なり、

　　小兒夜啼

何得て白日に啼かず、夜啼く者は血瘀也、此方一兩付にて痊愈する、

　　心跳心忙

心跳心忙、歸脾安神等方を用い効なく、此方を用い百発百中、

　　夜不安

夜不安者、將に臥して則ち起き、坐して未だ穩からず、又睡を欲し、一夜寧刻無く、重者は滿床亂滾する、此血府血瘀なり、此方十餘付を服し、根を除く可し、

　　俗言肝気病

無故愛生氣、是は血府血瘀、以って氣を治す可からず、此方に應じて手効する、

　　乾嘔

他症無く、惟乾嘔し、血府之症、此方を用い血を化す、而して嘔を立止する、

　　晚獘一陣熱

毎晚内熱し、兼ねて皮膚一時熱す、此方一付愈ゆ可し、重者は兩付する、

　　血府逐瘀湯方

　　　當歸三錢　生地黃三錢　桃仁四錢　紅花三錢　枳殼二錢　赤芍二錢
　　　柴胡一錢　甘草二錢　桔梗一錢半　川芎一錢半　牛膝三錢

　　水にて煎じて服す。」

建理湯（けんりとう）

【参考】 明治《勿誤藥室方函》

「建理湯　卽ち建中湯、理中湯の合方」

【参考】 明治《勿誤藥室方函口訣》

「此方は方意相反して効を相同じくす、建中は胃中を潤す薬なり、理中は燥かす薬なり、若し胃中潤沢なく、血中行らず、拘急或いは腹痛すれば、胃中の水穀益化すること能はず、遂に内潰して下利をなす、故に二方相合して効を奏するなり、百々漢陰曰く、人の脾胃と云ふ者は人家の台所にあるナガシ許（ばかり）を見るような者なり、常に水を流さざるを得ざる処なれば、成丈（なるたけ）乾くやうに世話をやかねば、はしり許（くち）が朽るなり、人の脾胃も水穀を受けこむ処なれば、成丈水気のめぐるやうに、乾くようにせねば、くちて傷むなりと、此の譬えにて主旨は明了に解するなり。」

香砂六君子湯（こうしゃりっくんしとう）

【出典】 清《古今名醫方論》卷一引柯韵佰方

「香砂六君子湯　気虚腹満、痰飲結聚（けつじゅう）、脾胃不和、變じて諸証を生じる者、

　　人参一錢　白朮二錢　茯苓二錢　甘草七分　陳皮八分　半夏一錢

　　砂仁八分　木香七分

　右生薑二錢、水煎して服す。」

交泰丸（こうたいがん）

【出典】 明《韓氏醫通》卷之下・藥性裁成章・第七

「火分之病、黄連を主と為す、五臓皆火有り、平則ち治す、病則ち亂れ、…中略…生用は君と為し、佐は官桂を少し許し、百沸に煎じ、蜜を入れ空心に服す、能く刻の頃に於いて心腎交わるに使う。」

【参考】 清《四科簡効方》甲集・内科通治

「生川連五錢　肉桂心五分

細に研り、白蜜丸、空心に鹽水で下す、心腎不交を治す、怔忡し寐無く、交泰丸と名ずく。」

香棱丸（こうりょうがん）

【出典】《巖氏濟生方》卷四・

「香棱丸　五積、破痰癖を破り、症は塊を消し、及び冷熱積聚を治す、

　　木香不見火　丁香各半兩　京三棱細剉酒浸一宿　枳殼去瓤麩　青皮去白

　　川棟子剉炒　茴香炒　蓬朮細剉一兩用去　穀巴豆三十粒同炒黄色去巴豆不用

右等分、細末と為し、醋で麺を煮て糊にし丸を為し、桐子大の如く、硃砂を極細に研り以って衣を為し、毎服二十丸、生薑を炒った鹽湯にて下し、温酒亦た得る、時候に拘わらず。」

固陰煎（こいんせん）

【出典】　明《景岳全書》卷之五十一德集・新方八陣・因陣

「固陰煎　陰虚滑泄、帯濁淋遺、虚が因で固まらず経水に及び等の證、此方専門に肝腎を主どる。

　　人参隨宜　熟地三、五錢　山薬炒二錢　山茱萸一錢半　遠志七分炒

　　炙甘草一、二錢　五味十四粒　兔絲子炒香、二、三錢

水二鐘、七分に煎じ、食遠くし温服する、虚し滑遺甚だしき如き者、金桜子肉二三錢を加え、或いは醋炒文蛤一錢、或いは烏梅二個を加う、陰虚微熱而して経血不固如きの者、川續斷二錢を加う、下焦の陽気不足して腹痛し泄瀉を兼ねる如き者、補骨脂、呉茱萸の類を加え、宜しく隨いて之を用ゆ、肝腎血虚で小腹痛み血経に帰らざる者、當歸二三錢を加え、脾虚多湿如き、或いは嘔悪を兼ねる者、白朮一二錢、気陥不固の如き者、炒升麻一錢を加え、心虚不眠を兼ね、或いは多汗の者、棗仁二錢を加う、炒って用ゆ。」

牛黄清心丸（ごおうせいしんがん）

【出典】　明《萬氏家傳痘疹心法》卷之二十二・古今経験諸方

「三十六、牛黄清心丸　心熱神昏を治す、

　　黄連生五錢　黄芩　山梔子各三錢　鬱金　辰砂各一錢半　牛黄二分半

共に細末に研り、臘雪麺糊で調え丸とし、黍米大の如く、毎服七八丸を湯で下す。」

牛膝散（ごしつさん）

【出典】 宋《太平聖惠方》卷第七十二

「婦人月水不利し、臍腹疒痛、牛膝散、

　　牛膝一兩、去苗　桂心半兩　赤芍薬半兩　當歸半兩、剉微炒　木香半兩

　　牡丹半兩　延胡索半兩　芎藭　桃仁三分、湯浸、去皮尖雙仁、麩炒微黃

　右薬を件だり、細羅に搗いて散を為し、食前に毎服す、温酒を以って一錢を調え下す。」

【参考】 宋《婦人大全良方》卷之一・月水不利方論・第十一

「婦人月水不利し、臍腹疒痛、牛膝散、

　　牛膝一兩　桂心　赤芍薬　桃仁　延胡索　當歸　牡丹皮　川芎

　　木香各三分

　右末を為し、方を寸ヒにて毎服し、温酒を以って調え下す、食前。」

【参考】 明《校註婦人良方》卷之十八・産後門・胞衣不出方論第四

「牛膝散　月水不利し、臍腹作痛し、或いは小腹腰に引き、気胸膈に攻め、

　　牛膝酒製　桂心　赤芍薬炒　桃仁去皮尖　延胡索炒　當歸酒浸

　　牡丹皮各一兩　木香三錢分

　右末を為し、一錢を毎服、温酒を以って調え下す、或いは三五錢を水煎す。」

呉茱萸湯（ごしゅゆとう）

【出典】 後漢《傷寒論》陽明篇

「穀を食して嘔するは陽明に属すなり、呉茱萸湯之を主どる、湯を得て反って激しき者は上焦に属す也、

　　呉茱萸湯方

　　　呉茱萸一升、洗　人参三兩　生薑六兩、切　大棗十二枚、擘

　右四味、水七升を以って、二升を煑取り、滓を去り、七合を温服す、日に三服す。」

「少陰病、吐利、手足厥し、煩躁して死せんと欲する者、呉茱萸湯之を主どる。」

「乾嘔、涎沫を吐し、頭痛する者は、呉茱萸湯を主どる。」

「嘔して胸満する者、呉茱萸湯之を主どる。」

【参考】 明治《勿誤藥室方函口訣》

「此方は濁陰を下降するを主とす、故に涎沫を吐するを治し、頭痛を治し、食穀欲嘔を治し、煩躁吐逆を治す、《肘后》にては吐醋嘈雜を治し、後世にては噦逆を治す、凡そ危篤の症、濁飲の上溢を審らかにして此の方を処するときは、其の効挙げて数えがたし、呉崑は烏頭を加えて疝に用ゆ、此の症は陰嚢より上を攻め、刺痛してさしこみ、嘔などもあり、何れ上に迫るが目的なり、又、久腹痛、水穀を吐する者、此の方に沈香を加えて効あり、又霍乱後、転筋に木瓜を加え大いに効あり。」

固本止崩湯（こほんしほうとう）

【出典】 清《傳青主女科》

「婦人一時に血崩有り、兩目黒暗、昏暈して地に在り、人事不省の者、人は火盛して動血する也と謂わないこと莫れ、然し此の火は実火に非ず、乃ち虚火耳、世の人血崩を一見し、往往にして止渋の品を用う、亦た能く一時に効を取ると雖も、但だ補陰の薬を用いず、則ち虚火は衝撃を与えやすく、止めるに随い発すに随うを恐れる、経年累月に致るを以って全癒する能わず者之に有り、是れ止崩の薬、独り用ゆ可からず、補陰の中を行す止崩の法を必須とす、方は固本止崩湯を用ゆ、

　　大熟地黄一兩、九蒸　白朮一兩、土炒焦　黄耆三錢、生用　當歸五錢、酒洗
　　黒薑一錢　人参三錢

水で煎し服す、一剤にて止崩し、十剤にて再発せず、…」

五味消毒飲（ごみしょうどくいん）

【出典】 清《醫宗金鑑》卷七十二・外科心法要訣・發無定處上・疔瘡

「五味消毒飲

　　金銀花三錢　野菊花　蒲公英　紫花地丁　紫背天癸各一錢二分

水二錢、八分に煎じ、無灰酒半升を加え、再び二滾し、三沸時、熱し服す、渣、法之如く再煎し服す、被むり蓋し汗出で度と為す。」

―さ―

柴胡疎肝散（さいこそかんさん）

【出典】　明《雜病證治準繩・雜病證治類方》卷之四引《医学統旨》

「柴胡疎肝散《統旨》

　　柴胡　陳皮醋炒者貳錢　川芎　芍薬　枳殼麩炒各壹錢半　甘草炙、五分

　　香附壹錢半

　右一服を作り、水二鍾、八分の煎じ、食前に服す。」

【参考】　明《医学統旨》録自《雜病廣要》卷第三十九・脇痛

「柴胡疎肝散　左脇痛、肝経に邪を受けたと為す、宜しく、

　　柴胡　青皮醋炒各二錢　川芎　芍薬煨　枳殼麩炒　香附各一錢半

　　甘草炙五分

　水二鍾にて、八分に煎じ、食前に服す。」

【参考】　明《景岳全書》宇集卷之五十六・古方八陣・散陣

「柴胡疎肝散　脇肋疼痛、寒熱往來を治す、

　　陳皮醋炒　柴胡各二錢　川芎　枳殼麩炒　芍薬各二錢　香附各一錢半

　　甘草炙五分

　水一鍾半、八分に煎じ、食前に服す。」

【参考】　明治《勿誤藥室方函》卷上引《統旨》

「柴胡疎肝散《統旨》　左脇痛を治す、肝経受邪と為す、

　即ち四逆散方中に莎草川芎青皮を加う、醫通に梔子煨姜有り、各柴胡疎肝散、

　血菀(けつうつ)上に於いて脇痛を治す、」

【参考】　明治《勿誤藥室方函口訣》卷下

「此方は四逆散の加味ゆえ脇痛のみに限らず、四逆散の症にして肝気胸脇に鬱
　塞し痛み覚え、或は衝逆して頭疼肩背強痛する者を治す、醫通の方は瘀血あ
　りて痛を為す者に宜し。」

【主治】　肝気鬱結、脇痛脹悶、不得転側、善太息、往來寒熱。

清経散（せいけいさん）

【出典】 清《辨證録》巻之十一・婦人科・経調門

「婦人経来先期する者、其の経水甚だしく多く、人の血熱の極みを以って為す、誰も腎中の水、火旺を知らず、夫れ火旺則ち血熱、水旺則ち血多く、此れ有餘の病、不足の症に非ず也、有害不薬に似て、但だ有餘で過、則ち子宮大熱し、亦た受孕し難き、男の精の虜、爍乾有りと恐れる、太過の者之を損じ、亦た既に濟之道也、然るに火は其の有餘を任せる可からず、水断てば之不足に使えず、治法は但だ少しく其火を清し、水にて瀉すを必ずとせず、方を用ゆ、

　　牡丹皮三錢　地骨皮五錢　白芍三錢　青蒿二錢　黄柏五分　熟地三錢
　　茯苓二錢

水で煎し服す、此方清経散と為すと名ずく、二剤を服し自ら平也。」

左帰飲（さきいん）

【参考】 明《景岳全書》巻之五十一徳集

【出典】 明《景岳全書》巻之五十一徳集・新方八陣・補陣

「左帰飲　此れ壮水の剤也、凡そ命門の陰衰え陽勝てば、此方の加減に宜しく之を主る、

　　熟地二、三錢、或一、二兩に至るまで加う　山薬二錢　枸杞二錢　炙甘草一錢
　　茯苓一錢半　山茱萸一、二錢、酸を畏む者之を少量用う

水二鐘、七分に煎じ、食遠に服す、肺熱で煩する者は、麦冬二錢を加え、血滯の者は、丹皮二錢、心熱で躁の者は玄參二錢を加え、脾熱餓易き者は、芍薬二錢を加え、腎熱骨蒸多汗の者は、加地骨皮二錢、血熱妄動の者は、生地二三錢を加え、陰虚不寧の者は、女貞子二錢を加え、上實下虚の者は、牛膝二錢を加え之を導き、血虚で躁滯の者は、當歸二三錢を加える。」

左帰丸（さきがん）

【参考】 明《景岳全書》巻之五十一徳集

【出典】 明《景岳全書》巻之五十一徳集・新方八陣・補陣

「左帰丸　眞陰腎水不足し、滋養営衛出来ず、漸に衰弱に至り、或いは虚熱往来し、自汗盗汗し、或いは神が舎を守らず、血は原に帰らず、或いは虚損傷陰し、或いは遺淋不禁（こらえきれずに尿をもらす）し、或いは気虚昏運し、或いは眼花耳聾し、或いは口燥き舌乾き、或いは腰痠腿軟するを治す、凡そ精髄内虧し、津液枯涸等の症、倶に速やかに壯水を主るに宜し、左腎の元陽を培いて、精血自から充るなり、此方に宜しく之を主る、

　　大懷熟八兩　　山薬炒四兩　　枸杞四兩　　山茱萸肉四兩　　川牛膝酒洗、蒸熟三兩、精滑者不用　　兔絲子製四兩　　鹿膠敲碎炒珠四兩　　龜膠切碎炒珠四兩、無火者不必用

右先將に熟地を蒸爛し、膏に杵いて、煉蜜を加えて丸とし、桐子大にし、毎食前に滾湯又は淡鹽湯を用いて百餘丸を下す、眞陰守れず虚火上炎の者、純陰至靜の剤を用いるに宜しい、本方から枸杞、鹿膠を去り、女貞子三兩、麦冬三兩を加う、肺金を火爍し乾枯多嗽の者、百合三兩を加う、夜熱骨蒸は地骨皮三兩を加う、小水不利で不清は、茯苓三兩を加え、大便燥結は、兔絲を去り、肉蓯蓉三兩を加う、気虚の者は、人参三四兩を加う、血虚微滞は當歸四兩を加う、腰膝酸痛は、杜仲三兩を鹽水を用いて炒り加う、臓平無火で腎氣不充の者は、破故紙三兩、去心の蓮肉、胡桃肉各四兩を加え、亀板は必ず用いず、右凡そ五液皆腎を主り、故に凡そ陰分の薬に属し、皆腎に行くことができないことはなく、必須に導引者と謂い、皆…。」

四君子湯（しくんしとう）

【出典】　宋《太平惠民和劑局方》

「四君子湯　営衛気虚、臓腑怯弱、心腹脹満、全く食を思わず、腸鳴泄瀉、嘔噦吐逆するを治す、大いに宜しく之を服すべし、

　　人参去蘆　　茯苓去皮　　甘草炙　　白朮各等分

右を細末と為し、毎服二錢、水一盞、煎じて七分に至り、口を通して服す、時に拘わらず、塩少し許りを入れ、白湯にて点服するも亦た得る、常に服すれば脾胃を温和し、飲食を進益し、寒邪瘴霧の気を辟く。」

【参考】　明治《勿誤藥室方函口訣》

「此方は気虚を主とす、故に一切脾胃の元気虚して諸症を見わす者、此の方に加減斟酌して療すべし、蓋し気虚と雖も、参附と組み合せ用ひる証とは餘程相違あり、惟胃口に飲を蓄ふる故、胃中の陽気分布しがたく、飲食これに因つて進まず、胃口日々塞がり、胸膈虚痞、痰嗽呑酸などを発するなり、此方及び六君子湯、皆飲食進みがたく気力薄きを以つて主症とす、故に脉腹も亦これに準じて力薄く、小柴胡湯、瀉心湯などの脉腹とは霄壤の違ひあるものなり。」

滋血湯（じけつとう）

【出典】 明《證治準縄》女科證治準縄卷之一

「滋血湯　婦人心肺虚損し、血脈虚弱、月水過期するものを治す、

　　人参　山藥　黄耆各一錢　白茯苓去皮　川芎　白芍薬　熟地黄各一錢半

　右一服を作り、水二鐘、煎じ一鐘に至り、食前に服す。」

止帯方（したいほう）

【出典】 清《不謝方》

「止帯　止む者通すを以って止む也、甚だしい者蒼朮を須べし、寒有れば宜しく炮薑附子、並びに茵陳を須べし、此の證寒湿湿熱皆之に有る、

　　茵陳蒿　黄柏　黒山梔　赤芍　丹皮　牛膝　車前　猪苓　茯苓　澤瀉

　或いは妙散を加える。」

至宝三鞭丸（しほうさんべんがん）

【出典】 不明

【参考】《新編中成薬手冊》

「至宝三鞭丸　鹿鞭　海狗鞭　蛤蚧　海馬　廣狗鞭　鹿茸　人参　青花桂　沈香　龍骨　覆盆子　補骨脂　桑螵蛸　兎絲子餅　遠志　淫羊藿　蛇床子　牛膝　川椒　白芍　當歸　冬朮　茯苓　杜仲炭　甘草　何首烏　肉蓯蓉　狗脊　芡実　黄耆　巴戟天　生地黄　熟地黄　澤瀉　黄檗　小茴香　牡丹皮　九節菖蒲　山藥　甘松　」

【主治】 体質虚弱、腎気遺精、陽萎、腰痠痛、貧血頭暈、精神衰弱、驚悸健忘、

畏寒失眠、気虚食減等。

四物湯（しもつとう）

【出典】　宋《太平惠民和劑局方》卷之九

「四物湯　営衛を調益し、気血を滋養す、衝任虚損、月水調わず、臍腹疞痛、崩中漏下、血瘕塊硬、発歇疼痛、妊娠宿冷、将理宜を失い、胎動して安からず、血下りて止まらず、及び産後虚に乗じて、風寒内に搏い、悪露下らず、結して瘕聚を生じ、少腹堅痛し、時に寒熱を作すを治す。」

【参考】　明治《勿誤藥室方函口訣》

「此方は《局方》の主治にて、薬品を考勘するに、血道を滑かにするの手段なり、夫れ故、血虚は勿論、瘀血、血塊の類、臍腹に滞積して、種々の害を為す者に用ゆれば、譬えば戸障子の開闔にきしむ者に上下の溝へ油をぬる如く、活血して通利を付くるなり、一概に血虚を補う者とするは非なり、東郭の説に、任脉動悸を発し、水分の穴にあたりて動築最も劇しき者は、肝虚の症に疑いなし、肝虚すれば腎も倶に虚して、男女に限らず必ず此処の動築劇しくなる者なり、是卽ち地黄を用いる標的とす、世医多く此の標的を知らず、妄りに地黄を用ゆ、故に効を得ずと、亦以って此の方の要訣とすべし。」

失笑散（しっしょうさん）

【出典】　宋《經史證類大觀本草》卷第二十二・五靈脂引

「《經効方》　婦人心痛を治す、血氣刺し忍ぶ可からず、

　　失笑散

　　　五靈脂淨好者　蒲黄等分

末を為し、毎服二錢、醋一杓好み用い熬り膏を為し、再び水一盞を同じに入れ煎じ七分に至る、熱し服す、効を立つ。」

【参考】　宋《太平惠民和劑局方》卷之九・治婦人諸疾

「失笑散　産後心腹痛死なんと欲すを治す、百藥効せず、此を頓に服し愈ゆ、

　　蒲黄炒香　五靈脂酒研、淘去砂土各等分

末を為し、先に先ず釅醋を用い貳盞を調え熬り膏を為し、水壹盞を入れ、柒

分に煎じ、食前に熱服する。」

瀉心湯（しゃしんとう）

【出典】　後漢《金匱要略》巻中・驚悸吐衄下血胸満・血病脉證治第十六

「心気不足、吐血、衄血、瀉心湯之を主どる、

　　瀉心湯方

　　　大黄二兩　黄連　黄芩各一兩

　右三味、水三升を以って、一升を煮取り、之を頓服する。」

「婦人涎沫を吐し、醫反って之を下し、心下即ち痞え、當に先ず其の涎沫を治す、小青龍湯之を主どる、涎沫止めば、乃(すなわ)ち痞を治す、瀉心湯之を主どる。」

【参考】　宋《類證活人書》巻之十四

「大黄黄連瀉心湯　心下痞、按して濡、其脉關上浮の者、若し傷寒大いに下した後、復た發汗し、心下痞し悪寒する者、表未が解さず也、痞を攻む可からず、當に先に表を解す、表解し乃ち痞を攻む可し、解表には桂枝湯に宜し、痞を攻むには此藥を服すに宜し太陽に属す、

　　大黄二兩　黄連一兩　黄芩一兩

　右麻豆大の如く挫み、毎服五錢匕、百沸湯を以って、二大盞、之を熱漬して、一時久絞し滓を去り、煖動し分け、二服す。」

【参考】　宋《太平惠民和劑局方》積熱附火証

「三黄圓　丈夫・婦人の三焦の積熱、上焦に熱有れば、眼目に攻衝して赤腫し、頭項腫痛、口舌瘡を生じ、中焦に熱有れば、心膈煩躁、飲食美からず、下焦に熱有れば小便赤渋、大便秘結、五臓倶に熱し、即ち皆癰瘡瘍痍を生じるを治す、及び五般の痔疾、糞門腫痛、或いは鮮血を下すを治す、

　　黄連蘆去鬚　黄芩去蘆　大黄煨、各十兩

　右を細末と為し、煉蜜にて圓と為し、梧子大の如く、毎服三十圓、熟水を用い呑み下す、如し臓腑壅実なるには圓数を加え服す、小児積熱にも亦宜しく之を服すべし。」

【参考】　明《奇効良方》巻之六十三・婦人門

「三黄瀉心湯　婦人傷寒六七日、胃中に燥屎有り、大便難く、煩躁譫語し、

目赤、毒に気閉し、塞ぎ通ざず、

　　黄芩五錢　黄芩三錢　黄連二錢

　右一服を作し、水二鍾、一鍾に煎じ至り、時に拘わらず服す。」

【参考】　明治《勿誤藥室方函口訣》卷之上

「此方は上焦瀉下の剤にして其用尤廣し、局方三黄湯の主治熟讀すべし、但氣痞と云うが目的なり。」

十全大補湯（じゅうぜんだいほとう）

【出典】　宋《傳信適用方》

「十全散　諸虚不足を補し、営衛三焦を養い、五臓六腑衝和し、清快にする。」

【出典】　宋《太平惠民和劑局方》

「十全大補湯　男子・婦人の諸虚不足、五労七傷、飲食進まず、久病虚損、時に潮熱を発し、気は骨髄を攻め、拘急疼痛、夜夢遺精、面色萎黄、脚膝力無く、一切の病後にて、気か旧の如くならず、憂愁思慮して気血を傷動し、喘咳中満、脾腎の気弱、五心煩悶するを治す、並に皆之を治す、此の薬は性温にして熱せず、平補にして効有り、気を養い神を育い、脾を醒し渇を止め、正を順（のぞ）らし邪を辟け、脾胃を温煖にす、其の効具（つぶさ）に述ぶべからず、

　　人参　肉桂去粗皮、不見火　川芎　地黄洗酒、蒸、焙（あぶる）　茯苓焙（あぶる）　白朮焙（あぶる）

　　甘草炙　黄耆去蘆　川當歸洗、去蘆　白芍薬各等分。

　上の十味を剉みて粗散と為し、毎服弐大錢、水壹鬟、生薑參片、棗子弐個、同に煎じて七分に至る、時候（かか）に拘わらず温服す、此の薬は虚損を補うこと大いに神効有り。」

【参考】　明治《勿誤藥室方函》

「十全大補湯

　男子、婦人、諸虚不足、五労七傷、一切の病後、気、旧に如かさるを治す。」

【参考】　明治《勿誤藥室方函口訣》

「此の方、《局方》の主治によれば、気血虚すと云ふか八珍湯の目的にて、寒と云ふか黄耆、肉桂の目的なり、又、下元気衰（かげんきすい）というも肉桂の目的なり、又、薛立齋（へいりっさい）の治によれば、黄耆を用うるは人参に力を合せて自汗、盗汗を止

め、表気を固むるの意なり、肉桂を用ふるは参蓍に力を合せて、遺精、白濁、或は大便滑泄、小便短少、或は頻數なるを治す、又、九味の薬を引導して夫々の病処に達するの意な、何れも此の意を合点して諸病に運用すへし。」

【参考】 黄蓍茯苓湯千金 《勿誤藥室方函》

「男婦諸虚不足、一切病後、旧の如かさるを治す。」

【参考】 黄蓍茯苓湯 《勿誤藥室方函口訣》

「此の方は則ち後世の十全大補湯なれとも、千金か旧(ふる)き故、古(こ)に本つくるなり、八珍湯は気血兩虚を治する方なり、右に黄蓍、桂枝を加ふる者は、黄蓍は黄蓍建中湯の如く諸不足を目的とす、故に済生の主治に虚勞不足、五勞七傷を治すると云ふ、又瘙痒に因つて気血倶に虚し羸瘦(るいそう)する者、此の方の之(ゆ)く処あり、流注(るちゅう)瘰癧(るいれき)等の強く虚するに用ゆ、此の方と人参養栄湯に桂枝を伍する者は八味丸の意にて、桂枝にて地黄の濡滯を揮発するなり、先考濟庵翁(さいあんおう)曰く、薛己、諸病証治の末に此方と補中益氣湯と地黄丸、四君子湯の加減を載(の)する者は、万病共に気血を回復するを主とするの意なりと、此の旨にて運用すべし。」

寿胎丸（じゅたいがん）

【出典】 清《醫學衷中參西錄》

「寿胎丸　滑胎を治す、

　　菟絲子四兩、炒燉　桑寄生二兩　川續斷二兩　真阿膠二兩

上藥将に前に三味を細に作り、阿膠を化し水と和し一分重の丸とし干足一分、二十丸を毎服し、熱水にて送下す、日に再服す、気虚の者は人参二兩を加え、大いに気陷する者は生黄耆三兩を加え、食少の者は炒白朮二兩を加え、凉の者は炒補骨脂二兩を加え、熱の者は生地黄二兩を加う。」

小営煎（しょうえいせん）

【出典】 明《景岳全書》巻之五十一德集。

「小営煎　血少なく陰虚、此の性味平の方也、

　　當歸二錢　熟地二、三錢　芍薬酒炒、二錢　山薬炒、二錢　枸杞二錢

炙甘草一錢

水二鐘、七分に煎じ、食遠く温服す、上に於いて營虚の如きは、驚悸怔忡を為し、不眠し多汗の者、棗仁、茯神各二錢を加え、營虚で寒を兼ねる如き者は、芍薬を去り、生薑を加え、気滞し痛有る如き者は、香附一二錢を加え、引いて之を行らす。」

上下相資湯（じょうげそうしとう）

【出典】　清《石室秘録》燥證門

「口舌之乾く者重ねて潤を使うと欲す、精血之竭る者重ねて生を使うは必須、精を補うの方、六味丸最も妙なり、然るに而して六味丸、單に補腎中之精、而して上の口舌之津を補うこと能わず也、下に于いて腎を補うと雖も、亦た能く上に于いて津を通ずる、然るに濟急にせず緩やかに終りを覺える、吾れ今一奇方を定め、上下を兼ねて補う、上下相資湯と名ずく、

　　熟地一兩　山茱萸五錢　葳蕤五錢　人參三錢　元參三錢　沙參五錢
　　當歸五錢　麥冬一兩　北五味二錢　牛膝五錢　車前子一錢

水にて煎じ服す、此方は補腎し君と為す、而して佐之補肺之薬、子母は相資し、上下兼ねて潤す、精を生じ而して液も亦た生ず、血を生じ而して津も亦た生ず矣、已に死之症安らかに在り、再生を慶ぶ可からず耶。」

小建中湯（しょうけんちゅうとう）

【出典】　後漢《傷寒論》辨太陽病脈證并治中

「傷寒、陽脉濇、陰脉弦、法當に腹中急痛すべし、先に小建中湯を與う、差えざる者、小柴胡湯之を主る、

　　小建中湯方
　　　桂枝　甘草　大棗　芍薬　生姜　膠飴

右六味、水七升を以って、三升を煑取り、滓を去り、飴を納れ、更に微火に上せ消解し、一升を温服す、日に三服す、嘔家は建中湯を用ゆ可からず、甜きを以って故也。」

「傷寒二三日、心中悸而煩する者、小建中湯之を主る」

【出典】　後漢《金匱要略》卷上・血痹虛勞病脈證并治第六

「虛勞、裏急し、悸し、衄し、腹中痛し、夢に失精し、四肢痠疼、手足煩熱、咽乾、口燥するは、小建中湯之を主る。」

【出典】　後漢《金匱要略》卷中・黄疸病脈證并治第十五

「男子黄、小便自利、當に虛勞するは小建中湯を與う。」

【出典】　後漢《金匱要略》卷下・婦人雜病脈證并治第二十二

「婦人腹中痛、小建中湯之を主る。」

【参考】　明治《勿誤藥室方函》

「此方は中気虚して腹中の引つぱり痛むを治す。すべて古方書に中と云ふは脾胃のことにて、建中は胃を建立するの義なり。此方は、柴胡鼈甲、延年半夏、解勞散などの如く腹中に痃癖ありて引つぱり痛むと異にして、唯血の乾き、俄(にわか)に腹皮の拘急する者にて、強く按ぜば底に力なく、譬へば琴の糸を上より按ずるが如きなり。積聚腹痛(しゃくじゅ)などの症にても、すべて建中は血を潤し急迫の気を緩むるの意を以つて考へ用ふべし。全体、腹くさくさとして無力、その内にここかしこに凝(しこり)ある者は、此湯にて効あり。則ち後世、大補湯、人参養栄湯の祖にして、補虚調血の妙を寓(ぐう)す。症に臨にで汎(あまね)く運用すべし。」

小半夏加茯苓湯（しょうはんげかぶくりょうとう）

【出典】　後漢《金匱要略》卷中・痰飲欬嗽病脈證治第十二

「卒に嘔吐し、心下痞、膈間に水有り、眩し悸する者、小半夏加茯苓湯之を主どる、

　　小半夏加茯苓湯方

　　　半夏一升　生薑半斤　茯苓四兩

右三味、水七升を以って、一升五合を煮取り、分け温め再服する。」

【参考】　明治《勿誤藥室方函口訣》卷下

「此方は前方の症に停飲を兼ねて渇する者を治す、又停飲ありて嘔吐不食、心下痞鞕、或いは頭眩する者に効あり、総べて飲食進まざる者、或いは瘧疾日を経て食進まざる者、此方に生薑を培加(す)して能く効を奏す。」

【参考】　小半夏湯・明治《勿誤藥室方函口訣》卷下

「此方は嘔家の聖剤なり、其の内、水飲の嘔吐は極めて宜し、水飲の症は、心下痞鞕し、背七八椎の処、手掌大の如き程に限りて冷ゆる者なり、此等の證を目的として此方を用ゆるときは百発百中なり、又胃虚嘔吐、穀不得下者、先ず此方を服せしめ、愈えざる者、大半夏湯を与ふ、是大小の弁なり。」

少腹逐瘀湯（しょうふくちくおとう）

【出典】 明《醫林改錯》下巻

「少腹逐瘀湯説

此方は、少腹の積塊疼痛を治す、或いは積塊有りて疼痛す、或いは疼痛して積塊無く、或いは少腹脹痛し、或いは經血を見る時、先ず腰痠少腹脹し、或いは經血が一ヶ月に三、五次見て、接連して斷えず、斷えても又た来る、其の色は或いは紫、或いは黒、或いは塊、或いは崩漏して少腹疼痛を兼ねる、或いは粉紅して白帯を兼ねる、皆な能く之を治す、効を盡（ことごとく）述べる可からず、更に奇す者出る、此方の種子は神の如く、毎經の初めを見る日に吃（の）み起め、一連に五付を吃み、四月を過えず、必ず胎在り、必須にして男女年歳與月と合成し陽數方に子が生まれる、男女兩人の如く、一單歳、一雙歳、必ず雙月を擇び方子生む、兩單の如く歳或いは兩雙歳、必ず單月方を擇び子生む、初めの一爲定準月を擇ぶ可からず、交接を以って定準と為す、偶に二十日經過し結胎有る者を知る要となる、日期を切り記準とす、倘お月を份對せず、女生まれる、莫謂余方に驗なく、余は此方を用い、指屈を以って効をす可からず、

道光癸未年、直隷布政司素納公、年六十、子無きの因り甚だ憂う、之を余に商す、余曰く、此れ易き事耳、六月に至り、其れ君此方を服さ令しむ如く、毎月五付、九月に至れば懷孕す、次年甲甲六月二十二日に至り少君生れ、今七歳矣、此方更に險有りて險なし之妙、孕婦體壯気足り、飲食減せず、並びに損傷無く、三個月前後にして、無き故に小産し、常に連傷數胎有る者、醫書に頗る多く、仍然として滋陰養血、健脾養胃、安胎保胎を論議す、効する方は甚だ少なし、子宮内を知らず、先ず瘀血其の地を占めること有り、胎は三月に至り更に長ずる、其の内に容身の地無く、胎病は靠擠、血は胞胎に入

ること能わず、従って傍より流れ而して下す、故に先ず血を見る、血は既に胞胎に入らず、胎の血養は無く、故に小産する、會の如くは、三月前後を經て小産、或いは三、五胎を連傷し、今又た壊胎し、兩個月前後い至る、將に子宮内の瘀血を浄化して、小兒の身を長じるに容身之地有り、斷じて下し再び小産に至らず、若し已に小産を經れば、將に此方三五付を服し、或いは七八寸を服す、以って後に胎在り、無事を保つ可し、此方疾を去り、種子、安胎す、盡善其美、眞に良善の方也、

　少腹逐瘀湯

　　小茴香七粒、炒　乾姜二部、炒　元胡一錢　没薬二錢、研　当帰三錢

　　川芎二錢　官桂一錢　赤芍二錢　蒲黄三錢、生　霊脂二錢、炒

水煎して服す。」

逍遙散（しょうようさん）

【別名】　逍遙湯《聖濟總錄》卷第百六十三、加減逍遙散《古今醫鑑》卷之十一

【出典】　宋《太平惠民和劑局方》卷之九・治婦人諸疾

「逍遙散　血虚労倦、五心煩熱、肢体疼痛、頭目昏重、心忪頰赤、口燥咽乾、發熱盗汗、減食嗜卧、及び血熱相搏ち、月水不調し、臍腹脹痛、寒熱瘧如くなるを治す、又た療室女血弱陰虚、營衛和せず、痰嗽潮熱、肌體羸痩、漸骨蒸成るを治す、

　　甘草微灸赤、半兩　當歸去苗、剉、微炒　茯苓去皮、白者　芍藥白　白朮

　　柴胡去苗、各壹兩

右麁末を為し、每服二錢、水壹大盞、焼生薑壹塊を切破り、薄荷少許、同じに煎じ柒分に至り、渣を去り熱服す、時候に拘わらず。」

【参考】　明治《勿誤藥室方函》卷上引《局方》

「逍遙散局方　血虚労倦、五心煩熱、頭目昏重、心忪頰赤、發熱盗汗、及び血熱相搏ち、月水不調し、臍腹脹痛し、寒熱瘧の如く、

　　柴胡　芍藥　茯苓　當歸　薄荷　白朮　甘草　生姜

右八味、或いは麥門阿膠を加え、血虚發熱して止らずを治す、或いは勞嗽者、或いは地黄莎草を加え、血虚鬱塞の者を治す、一に甘草を去り橘皮牡丹貝母

黄連を加え、醫貫逍遙散と名ずく、一切鬱証似瘧者を治す、但だ其人口苦く、嘔吐清水し、或は苦水、面青脇痛、耳鳴脉濇なり。」

【参考】 明治《勿誤藥室方函口訣》巻下

「此の方は小柴胡湯の變方にして小柴胡湯よりは少し肝虚の形あるものにして醫王湯よりは一層手前の場合にゆく者なり、此方専ら婦人虚勞を治すと云へども、其實は体氣甚た強壮ならす、平生血氣薄く肝火亢り、或寒熱往來或頭痛口苦或頬赤寒熱如瘧或は月經不調にて申し分たえす、或は小便淋瀝澁痛、俗云せうかちの如く、一切肝火にて種々申分あるものに効あり、内科摘要に牡丹皮山梔子を加る者、肝部の虚火を慎むる手段なり、譬は産前後の口赤爛する者に効あるは虚火上炎て治すれはなり、東郭の地黄香附子を加る者、此裏にて肝虚の症水分の動悸甚く兩脇拘急して思慮鬱結する者に宜し。」

生脈散（しょうみゃくさん）

【別名】 生脈湯《丹溪心法》

【出典】 金《醫學啓源》巻之下・十二・用薬備旨・燥降収

「麥門冬　気寒、味微苦寒、肺中伏火、脉気欲脱を治す、
　五味子、人参二味を加え、生脈散と為す、補肺中元気不足は、須べからく之を用ゆ。」

【出典】 金《内外傷辨惑論》巻中・暑傷胃気論

「夫れ脾胃虚弱の人、六七月霖雨に遇い、諸物皆潤い、人汗し衣沾、身重短気、更に濕が旺じ逢い、熱を助け邪を為す、西北二方寒清に絶ず、人重之を感じ、則ち骨乏無力、其の形は夢寐間の如し、濛濛として烟霧中の如し、身所を知らず有る也、聖人法を立て、夏月に宜しく補う者、天眞元気を補い、熱火を補うに非ざる也、夏に寒を食する者是也、故に人参を以って之甘にて補気し、麥門冬苦寒にて、熱を瀉し水之源を補い、五味子之酸にて、清蕭燥金する、名ずけて曰わく生脈散。」

【参考】 明治《勿誤藥室方函口訣》

「此方世に千金方より出ると稱すれども確ならず、張潔古李東垣より専ら用始

しなり、其旨は寒は血を凝し暑は気を傷ると云て、暑と云者は至てよく人の元気をそこなうもの也、尤老人虚人などの暑につかるること甚だしく、六脈力なく甚に至ては結代するものあり、此方にて元気を引立脉を生すると云意也、但シ暑中には限らず、一切元気弱き脉の病人には醫王や真武に此方を合して用ゆべし。」

腎気丸（じんきがん）

【別名】　八味地黄丸《金匱要略》巻上、崔氏八味丸《金匱要略》巻上、八味圓《太平恵民和劑局方》巻之五、桂附地黄丸《醫宗金鑑》巻四十、桂附八味丸《醫方集解》、金匱腎気丸《内科摘要》巻下、八味地黄丸《小兒痘疹方論》

【出典】　後漢《金匱要略》巻上・中風歴節病脉證幷治第五・附方

「崔氏八味丸　脚気上入し、少腹不仁を治す、
　　熟地黄八兩　山茱萸　薯蕷各四兩　澤瀉　茯苓　牡丹皮各三兩　桂枝
　　附子炮、各一兩
右八味末とし、煉蜜にて和し、梧子大にし、酒にて十五丸を下す、日に再服す。」

【出典】　《金匱要略》巻上・血痺虚労病脉證幷治第六

「虚勞腰痛、少腹拘急し、小便不利の者、八味腎気丸之を主る。」

【出典】　《金匱要略》巻中・痰飲咳嗽病脉證治第十二

「夫れ短気し微飲有り、當に従いて小便にて之を去る、苓桂朮甘湯之を主る。腎気丸亦た之を主る。」

【出典】　《金匱要略》巻中・消渇小便不利淋病脉證治第十三

「男子消渇し、小便反つて多く、飲は一斗を以つて小便亦一斗なり、腎気丸之を主る。」

【出典】　《金匱要略》巻下・婦人雑病脉證幷治第二十二

「問うて曰く、婦人病、飲食故の如く、煩熱して臥するを得ず而して反つて倚息する者、何也、師曰く、此名付けて轉胞という、溺を得らざる也、胞系了戻するを以つて、故に此病に致る、宜しく腎気丸之を主る。」

【参考】 宗《太平惠民和剤局方》巻之五・治諸虚

「八味圓　腎気虚乏、下元冷に應じ、臍腹疼痛、溺夜多く漩り、脚膝緩弱し、肢體倦怠、面色黧黒、飲食を思わずを治す、又た脚気上衝し、少腹不仁、虚勞不足し、及び渇して水を飲まんと欲し、腰重疼痛、少腹拘急、小便不利を治す、或いは男子消渇、小便反つて多く、婦人轉胞、小便不通、幷(あわせて)之を服すに宜し、

　　牡丹皮　白茯苓　澤瀉各三兩　熟乾地黄捌(はち)兩　山茱萸　山藥各肆(し)兩

　　附子炮、去皮臍　肉桂去粗皮、各二兩

右を末となし煉蜜にて圓となす、梧桐大(ごどうだい)の如くし、毎服壹拾伍圓から貳拾伍圓に至る、日に貳服す、空心に温酒で下す、久しく服すれば陽の元を壯(さか)んにし、精髄を益し、活血し顔駐(顔色が衰えないようにする)し、志を強くし身を輕くする。」

【参考】 明治《勿誤藥室方函》巻上引《金匱》

「八味丸料金匱、一名腎気丸　脾胃虚寒、脉沈にして細、身冷え、自汗し、瀉利し、溺白し、此名付けて陰黄とす、凡そ黄疸、脉弱、口中和し、小便濁り、困憊(こんぱいこと)殊に甚だしき者効有り、

　　地黄　山茱萸　薯蕷(しょ)　澤瀉　茯苓　牡丹　桂枝　附子

右八味、一つ男の咳嗽、吐血、熱渇、痰盛、盗汗、夢精する者を治すに、本方に麥門、五味子を加えて愈ゆ、或は牛膝、車前子を加え済生腎気丸と名づく。」

【参考】 明治《勿誤藥室方函口訣》巻上

「此の方は専ら下焦を治す、故に《金匱》小腹不仁、或小便自利、或轉胞に運用す、又虚腫、或虚勞腰痛に用いて効有り、其の内消渇を治するは此方に限るなり、仲景が漢武帝の消渇を治すと云う小説あるといえども虚ならず、此方は牡丹、桂枝、附子と合する處が妙用なり、《濟生方》に牛膝、車前子を加うるは一着輪(まけ)らる手段なり、醫通に沈香を加るは一等進みたる策なり。」

真武湯（しんぶとう）

【別名】　玄武湯《備急千金要方》巻第九

【出典】　後漢《傷寒論》辨太陽病脈證幷治中

「太陽病、發汗、汗出解せず、其人仍お発熱し、心下悸し、頭眩し、身瞤動し、振振として地に擗と欲する者、真武湯之を主どる、

　　茯苓　芍藥　生姜切各三兩　白朮二兩　附子一枚、炮、去皮、破八片

右五味、水八升を以って、三升を煑取り、滓を去り、七合を温服し、日に三服する。」

「少陰病、二三日不已、四五日に至り、腹痛し、小便不利し、四肢沈重疼痛し、自下利する者、此れ水気有ると為す、其人或いは咳し、或いは小便利し、或いは下利し、或いは嘔す者、真武湯之を主どる、

　　茯苓三兩　芍藥三兩　白朮二兩　生姜切三兩　附子一枚、炮、去皮、破八片

右五味、水八升を以って、三升を煑取り、滓を去り、七合を溫服する、日に三服する、

若し咳の者、五味子半升、細辛一兩、干薑一兩を加える、

若し小便不利の者、茯苓を去る、

若し下利の者、芍藥を去り、干薑二兩を加う、

若し嘔の者、附子を去り、生姜を加え、前に足して半斤と為す。」

【参考】　明治《勿誤藥室方函口訣》巻下

「此の方は内有水気よ云うが目的にて、他の附子剤と違て、水飲に為に心下悸し、身瞤動すること振振として地にたおれんとし、或いは麻痺不仁、手足引きつることを覚え、或いは水腫、小便不利、その腫虚濡にして力なく、或は腹以下腫ありて臂肩胸背羸瘦、其の脉微細或は不虚にして、大いに心下痞悶して飲食美ならざる者、或は四肢沈重、疼痛、下利するものに用いて効あり、方名は《千金》及び《翼》に從つて玄武に作りべし。」

参附湯（じんぶとう）

【出典】　宋《巖氏濟生續方》補遺・補虚評治

「参附湯　眞陽不足を治す、上氣し喘急し、自汗盗汗、氣虛頭暈し、但し是れ陽虛気弱之證、拜せて宜しく之を服す、

　　人参半兩　附子炮、去皮臍、一兩

右咬咀し、分け三服を作り、水二盞、生薑十片、煎じて八分に至り、滓を去

り、食前に温服する。」

【参考】 元《世醫得効方》卷第八・大方脉雜醫科・痼冷

「参附湯　眞陽不足を治す、上氣喘息し、自汗盗汗、気短、頭暈、但し是は陽虚気弱之證、幷せて宜しく之を服す、

　　人参半兩　附子炮、去皮臍、一兩

右挫散、分け三服を作り、水二盞、薑十片にて煎じ、食前に温服する。」

【参考】 明《婦人良方校註補遺》

「参附湯　陽気虚弱を治す、自汗悪寒し、或いは手足逆冷し、大便自利し、或いは臍腹疼痛し、吃逆(きつぎゃく)食せず、或いは汗多く発痙等症、

　　人参一兩　附子附子炮、五錢

一服を作る、薑棗水煎し、徐徐に服し、前方から人参を去り、黄芪を加え、耆附湯と名付ける。」

参苓白朮散（じんりょうびゃくじゅつさん）

【出典】　宗《太平惠民和劑局方》巻之三・紹興續添方。

「参苓白朮散　脾胃虚弱にて、飲食進ます、多困少力、中満痞噫、心忪(ひつ)気喘(しんしょうきぜん)、嘔吐泄瀉、及び傷寒咳嗽を治す、此の薬は中を和して熱せず、久しく服すれば気を養い神を育て、脾を醒して色を悦はじめ、正を順らし邪を辟(のぞ)く、

　　蓮子肉去皮　薏苡仁　縮砂仁　桔梗炒令深黄色、各壹斤　白扁豆薑汁浸去皮微炒、壹斤半　白茯苓　人参去蘆　甘草炒　白朮　山薬各弐斤

上を細末と為し、毎服二錢、棗湯にて調下す。小兒は歳数を量りて、加減して之を服す。」

【参考】　明治《勿誤藥室方函》

「参苓白朮散　脾胃虚弱、飲食進ます、多困少力、嘔吐泄瀉するを治す。」

【参考】　明治《勿誤藥室方函口訣》

「此の方は、脾胃の弱き人、飲食進ます泄瀉し易き者を治す、故に半井家にては、平素脾胃の至つて虚弱なる人、動(やや)もすれは腹の下ると云ふものに常用にすと云ふ、土佐道寿は、脾胃虚弱の候にて発熱悪寒の症あるを補中益気湯とし、唯(ただ)労倦して飲食進まさるを此の方とす、又此の方の症しして下利一等重

き《回春》の参苓白朮散とするなり。」

【参考】《醫方集解》

　[主治]　「治脾胃虚弱、飲食不消、或吐或瀉」

　[製服]　為末、毎三錢、棗湯或米飲調服。

　[方義]　「此レ足ノ太陰陽明ノ薬也。治脾胃者、其ノ虚ヲ補ヒ、其ノ湿ヲ除キ、其ノ滞ヲ行ラシ、其ノ気ヲ調ノウ已ミ。

　　　　人参　白朮　茯苓　甘草　山薬　薏苡　扁豆　蓮肉ハ皆ナ補脾ノ薬ナリ

　　　　然レドモ、茯苓　山薬薏苡ハ脾ヲ理シ兼ネテ能ク湿ヲ滲ラス

　　　　砂仁　陳皮ハ気ヲ調エ滞ヲ行ラスノ品也リ

　　　　然レドモ参　朮　苓　草ニ合ワセ、胃ヲ暖メ而又夕能ク中ヲ補フ

　　　　桔梗ハ苦寒ニシテ肺ニ入リ、諸薬ヲ能ク載セ上浮ス。又能ク地道ニ天気ヲ通ジ、昇降シテ和ヲ益スヲ気ヲシテ得サ使メ、且ツ以テ肺ヲ保チ燥ヲ防グ、薬之上僭也」

【参考】《上海中医薬大学方剤学教科書》

　参苓白朮散

　[効能]　益気健脾、滲湿止瀉。

　[主治]　脾胃虚弱。食少、便溏、或は瀉、或は吐、四肢無力、形體消痩、胸脘悶脹、面色萎黄、苔白、質淡紅、脈細緩或は虚緩。

　[方解]　本方の証は脾気虚で湿を運化できず、湿が内から生じ、大便稀薄或は泄瀉、苔白を現す。胃気弱になると食欲不振を現す。さらに脾弱で水穀精微を運化できず、形體消痩、四肢無力、面色萎黄、脈細虚緩が見られる。胃気失降になると、上逆するが嘔吐或は乾噦を現す。中焦の気機不暢なので胸脘脹満を現す。本方は四君の平補脾胃の気を主として扁豆、薏苡仁、山薬の甘淡、蓮肉の甘渋を配伍して白朮を補助して、健脾、袪湿、止瀉を果たす。縮砂の辛温芳香醒脾を加え、四君を佐して中州の運化を促進し、上下の気機を通じて吐瀉を止める。桔梗は手太陰肺経の引経薬であり本方に配伍され、諸薬を上焦に導いて肺を補益する。本方の証のほかに肺気虚、久咳痰多を

兼ねる場合も適応する。これは培土生金法の応用である。

生化湯（せいかとう）

【出典】　清《傅青主女科》産後編上巻・産後諸症治法・血塊

「此の症古方に拘ること無く、妄りに蘇木、蓬、棱用い、人命を軽くを以って、其の一に應じ血を散じる方、破血藥、倶に用ゆを禁ず、山楂は性緩と雖も、亦た能く命を害す、擅(ほしい)ままに用ゆ可からず、惟だ生化湯血塊系の聖藥也、

　　生化湯原方
　　　當歸八錢　川芎三錢　桃仁十四粒、去皮尖、研　黒薑五分　炙甘草五分

黄酒を用い、童便各半にて煎じて服す。」

清骨滋腎湯（せいこつじじんとう）

【出典】　清《傅青主女科》上巻・種子・骨蒸夜熱不孕

「婦人に骨蒸夜熱有り、火焦は體に遍じ、口乾舌燥、欵嗽吐沫、子を生む難き者、人は陰虛火動を為すを以って也、誰も骨髄内熱を知らず、夫れ‥‥、方は清骨滋腎湯を用う、

　　地骨皮一兩、酒洗　丹皮五錢　沙参五錢　麦冬五錢　元参五錢、酒洗
　　五味子五分、炒研　白朮三錢、土炒　石斛二錢

水で煎じ、連服し三十劑、而して骨蒸解し、六十劑を再服す、自から受孕す、此方之妙なり。」

清経散（せいけいさん）

【出典】　清《辨證録》卷之十一・婦人科・經調門

「婦人経来先期する者、其の経水甚だしく多く、人の血熱の極みを以って為す、誰も腎中の水、火旺を知らず、夫れ火旺則ち血熱、水旺則ち血多く、此れ有餘の病、不足の症に非ず也、有害不薬に似て、但だ有餘で過、則ち子宮大熱し、亦た受孕し難き、男の精の虜、燦乾有りと恐れる、太過の者之を損じ、亦た既に濟之道也、然るに火は其の有餘を任せる可からず、水断てば之不足に使えず、治法は但だ少しく其火を清し、水にて瀉すを必ずとせず、方

を用ゆ、

　　牡丹皮三錢　　地骨皮五錢　　白芍三錢　　靑蒿二錢　　黃柏五分　　熟地三錢
　　茯苓二錢

水で煎し服す、此方清経散と為すと名ずく、二剤を服し自ら平也。」

清肝止淋湯（せいかんしりんとう）

【出典】　清《傅靑主女科》女科上巻・赤帯下五

「婦人帶下有り而して色紅の者、血に似て血に非ず、淋瀝斷たず、所謂赤帶也、夫れ赤帶は亦た濕病、濕是れ土之氣、宜しく黃白之色を見る、今黃白を見ずして赤を見る者、火熱故え也。火色は赤、故に帶下も亦た赤耳、惟だ是れ帶脈は腰臍之間に係わり、近乎陰之地に至る、火に有り宜しからず、而して今火症を見て、どうして其れ命門に於いて路通し、而して命門之火出で而して之を燒くだろうか？　帶脈は腎に通じるを知らず、而して腎氣は肝に通じ、婦人の憂思は脾を傷り、又た加えて鬱怒は肝を傷り、是れ肝經之鬱火は内熾し、脾土を下剋し、脾土は運化を能わず、濕熱之氣蘊は帶脈之間に致り、而して肝は血を臟せず、亦た帶脈之内に滲み、皆脾氣に由いて受傷し、運化に力無く、濕熱之氣、氣に随い下陷し、血に同じくして倶に下り、血に似て血に非ず之形象の所以なり、其の色に於いて現れる也、其の實血與濕は兩に分ける能わず、世人は赤帶を以って心火之屬と誤るなり、治法は須からく肝火を清し而して脾氣を扶ける、則ちなんとか愈ゆであろう、方は清肝止淋湯を用ゆ、

　　白芍一兩、醋炒　　當歸一兩、酒洗　　生地五錢、酒炒　　阿膠三錢、白面炒
　　粉丹皮三錢　　黃柏二錢　　牛膝二錢　　香附一錢、酒炒　　紅棗十個　　小黑豆一兩

水にて煎じ服す、一劑にて少し止り、二劑にて又た少し止り、四劑にて全て愈ゆ、十劑にて再發せず、此方但だ主に肝之血を補い、全く脾之濕の者を利せず、以って赤帶之病を為す、火重くして濕輕き也、火之所を失い以って旺んなる者、血之衰に因り、血を補い卽ち火を制し以って足る、且つ水與血合し而して赤帶之症を為す、こともあろうに其の濕を濕に非ずと辯ずるに能わず、則ち濕は亦た盡し化して而して血を為すなり、血を治し則ち濕も亦た除

くの所以なり、又どうして利湿を多様する必要があろうか！ 此方之妙、妙は純に血を治すに在り、少し清火之味を加え、故に獨奇し奏功する、倘お其湿を一たび利し、反って引火下行し、難に轉じ速効するなり、或いは問曰く、先生前に其の脾土之氣を助くと言う、今但だ其肝木之血を補うとは何ぞ也？ 平肝を以って芍薬を用ゆを知らず、則ち肝氣舒を得て行り、肝氣舒すれば自ら土を克せず、脾は克を受けず、則ち脾土は自ら旺ゆ、是れ平肝正に脾を扶う所以耳、又どうして人参、白朮之品を加え、累事に致る必要があろうか。」

清心蓮子飲（せいしんれんしいん）

【出典】 宋《太平恵民和劑局方》卷之五・治痼冷・寶慶新増方
「心中蓄積、事常に煩躁するに因り、思慮労力、憂愁抑鬱し、是れ小便白濁、或いは沙漠有ることに到り、夜夢走泄し、遺瀝澁痛し、便赤く血の如く、或いは酒食過度に因り、上盛下虚し、心火炎上、肺金尅を受け、口舌乾燥し、漸く消渇を成し、睡卧安からず、四肢倦怠し、男子の五淋、婦人の帯下赤白、及び病後の気収斂せず、陽は外に浮き、五心煩熱するを治す、薬性温平にして、冷ならず熱ならず、常に服して心を清し神を養い、精を秘し虚を補い、調胃を滋潤し、気血を調和す、

　　石蓮子去心　白茯苓去皮　黄耆蜜炙　人参各七銭半　麦門冬去心　地骨皮
　　黄芩　甘草炙　車前子各半兩

右剉散し、三銭を毎服し、麦門冬十粒、水一盞半　煎じて八分を取り、滓を去り水中に沈めて冷まし、空心食前に服す、発熱には柴胡薄荷を加え煎じる。」

【参考】 明《外科正宗》卷之三・下疳論第三十六・下疳主治方
「清心蓮子飲黄耆　赤茯苓　人参　地骨皮　黄芩　甘草　併澤瀉　麦門加上効堪堪題心經濕熱、小便赤渋、玉莖腫痛、或いは莖竅作疼、心火上炎し上盛下虚に及び、口苦咽乾煩躁し渇を作し、又虚陽口渇を治す、小便白濁し夜は安静、蓋し則ち発熱する者、

　　石蓮子　黄耆　黄芩　赤茯苓　人参各一銭　炙甘草　澤瀉　麦門冬　地骨皮各五銭

水二鐘、八分に煎じ、空心併びに食前に服す。」

【参考】　明治《勿誤藥室方函口訣》巻下

「此方は、上焦の虚火亢ぶり下元之(たか)が為に守を失い、気淋白濁等の症をなす者を治す、又遺精の症、桂枝加龍蠣の類を用いて効なき者は上盛下虚に属す、此方に宜し、若し心火熾(さか)んにして妄夢失精する者は龍胆瀉肝湯に宜しい、一体此方は脾胃を調和するを主となす、故に淋疾下疳に因る者に非ず、又後世の五淋湯、八正散の之く處に比すれば虚候の者に用ゆ、名医方考には勞淋の治効を載す、加藤謙齋は小便餘瀝を覚ゆる者に用ゆ、余、数年歴験するに、勞動力作して淋を発する者と、疝家などにて小便は佳なり通ずれども跡に残る心持ありて了然たらざる者に効あり、又咽乾く意ありて小便餘瀝の心を覚ゆるは猶更(なおさら)此方の的当とす、正宗の主治は拠(きょ)とするに足らず。」

清熱調血湯（せいねつちょうけつとう）

【出典】　明《古今醫鑑》

「經水將に來し、腹中陣陣として作痛し、乍(たちま)ちに作り乍(たちま)ちに止まり、氣血俱に實すを治す、

　　當歸　川芎　白芍藥　生地黃　黃連　香附　桃仁　紅花　玄胡索　牡丹皮
　　蓬莪朮

上一劑、水にて煎じ温服す、熱有れば、柴胡、黃芩を加う。」

生地黃散（せいぢおうさん）

【出典】　金《素問病機氣宜保命集》巻下・婦人胎産論第二十九

「諸々の血に寒なく、衄血、下血、吐血、溺(にょう)血皆熱に属す、但し血家の證、皆宜しく此の薬を服す、生地黄散、

　　生地黃　熟地黃　枸杞子　地骨皮　天門冬　黃耆　芍藥　甘草　黃芩

右各等分にし同じく剉み、一兩を毎服す、水一盞半、一盞に至り煎じ、滓を去り温服す、脈微、身凉し、悪風、一兩毎に桂半錢を加ゆ、吐血の者此證に多い。」

聖愈湯（せいゆとう）

【出典】 金《蘭室祕藏》卷下

「聖愈湯　諸もろの惡瘡出血多く心煩不安し、睡眠を得れず、亡血故也、此の薬を以って之を主どる、

　　生地黃　熟地黃　川芎　人參已上各三分　當歸身　黃耆已上各五分

　右咬咀、麻豆大の如く、都作一服す、水二大盞、煎じ一盞に至り、粗を去り、稍熱し、時に無く服す、」

折衝飲（せっしょういん）

【参考】 明治《勿誤藥室方函》

「妊娠二三月、血塊を下すを治す、

　　桂枝　芍薬　桃仁各一錢　当帰　川芎　牛膝各八部　延胡索五分　紅花半錢　牡丹五分

　右九味、按ずるに《聖惠方》牛膝散、木香を去り、紅花を加う。」

【参考】 明治《勿誤藥室方函口訣》

「此方は《婦人良方》の牛膝散に加減したる者なり、産後、悪露尽きざる者、及び婦人瘀血に属する諸症に用ひて宜し、世醫桂苓丸と同様に見做すれども、桂苓丸は癥瘕を主とし、此方は行血和潤を主とするなり。」

宣鬱通経湯（せんうつつうけいとう）

【出典】 清《傅青主女科》卷上・經水未來腹先疼

「婦人經前に腹疼有り、數日後に經水行る者、其の經來の多くは紫黑塊、人の寒極まり為すを以って然る也、誰も熱極まり火化せずを知らず、夫れ肝は木に属し、其の中に火有り、舒は則ち通暢し、鬱は則ち揚がらず、經は行るを欲し肝は應せず、則ち抑拂し其気は疼を生じる、然るに經滿ち則ち蔵に内る能わず、肝中之鬱火焚焼し、内に逼り經に出で、則ち其の火亦た之に因って怒り洩れる、其の紫黑の者、水火兩に戰う之の象也、其の塊を成す者、火煎し形之狀を成す也、經を失い其の經を為す者は、正に鬱火内を奪い其の權耳、治法は宜しく肝中之火大いに洩れ、然るに肝之火洩れ、肝の鬱解せず、

則ち熱之標去る可し、熱之本未だ除かず也、其れ何を益すを能う、方は宣鬱通經湯を用ゆ、

　　白芍薬五錢、酒炒　當歸五錢、酒洗　丹皮五錢　山梔子三錢、炒

　　白芥子二錢、炒研　柴胡一錢　香附子一錢、酒炒　川鬱金一錢、醋炒

　　黄芩一錢、酒炒　生甘草一錢

水で煎じ連けて四剤、月斷下り先に腹疼せず経行の後にするは、此方にて肝之血を補い肝之鬱を解す、肝之気を利して肝之火を降ろす、奏功之速さの所以なり。」

川楝湯（せんれんとう）

【出典】《竹林寺女科》

【主治】　陰痛不可忍

【攻効】　行積滯、活気血、止疼痛

【薬物及び用量】　川楝子　猪苓　檳榔　澤瀉各八部　麻黄六部（春夏用三部）

　　　　　　　　　木香二部　小茴香　白朮　烏薬　乳香　玄胡索　大茴香各一錢

　　　　　　　　　加生姜三片　葱白一根

増液湯（ぞうえきとう）

【出典】　清《温病條辨》

「十一、陽明の温病、上焦に證無く、数日に大便せず、當に之を下す、若し其人の陰素から虚、承氣で行す可からず者、増液湯之を主る、増液湯を服し已り、十二時周り之を觀る、若し大便下ざる者、調胃承気湯之微に和し合す、

　　増液湯方

　　　玄參一兩　麥冬連心、八錢　細地黄八錢

水八杯、三杯を煮て取り、口乾は則ち飲を與え、盡し令め、便せずは、再に作し服す。」

「十五、下して後数日、熱退かず、或いは退き盡きず、口燥咽乾、舌苔乾黒、或いは金黄色、脈沉而有力の者は、調胃承気湯之微に和す、脈沉而弱の者は、増液湯之を主る。」

「十六、陽明の温病、下した後二三日、下證復た現れ、下の脉甚だしく沉、或いは沉而無力、増液を與え止む可し、承氣を與ゆ可からず。」

蒼附導痰丸（そうぶどうたんがん）

【出典】 清《葉氏女科證治》数月行経

「形盛んなるは多痰気虚、数月に至りて経始行する者、宜しく蒼附六君湯を服す、兼ねて蒼附導痰丸を服せ、

　　蒼附導滞丸

　　　蒼朮　香附　枳殻各二兩　茯苓各一兩五錢　胆星　甘草各一兩

　共に末を為し、薑汁と神麯にて丸とし、淡薑湯にて下す。」

【出典】 清《葉氏女科證治》形肥痰滞閉経

「肥盛之婦、軀脂は迫り塞ぎ、痰涎は壅盛し、血滞し而して経は行らず、治は行気導痰に宜し、而して経は自ら通ず、宜しく蒼附導滞丸を服せ、兼ねて開鬱二陳湯を加減す、

　　蒼附導滞丸

　　　蒼朮　香附童便制　枳殻各二兩、麩炒　茯苓各一兩五錢　胆星　甘草各一兩

　共に末を為し、薑汁と神麯にて丸とし、淡薑湯にて下す。」

【出典】 清《葉氏女科證治》肥人白帯多痰

「肥人は気虚し痰を生み、多く白帯を下す、宜しく蒼附導滞丸を兼ね、柴朮六君湯にてを服せ、

　　蒼附導滞丸

　　　蒼朮米泔浸　香附四制　枳殻麩炒、各二錢　陳皮　茯苓各一兩五錢　胆星　甘草各一兩

　上を末と為し、薑汁と神麯にて丸とし、柴朮六君湯にて五十丸を送下す。」

雙和湯（そうわとう）

【出典】 宋《太惠民和劑局方》卷之五・補虚損・寶慶新増方

「男子婦人の五勞六極七傷にて、心腎倶に虚し、精血気少、遂に虚勞と成すを治す、百骸枯瘁、四肢倦怠、寒熱往来、咳嗽咽乾、行動喘乏、面色萎黄、略

触れる所有れば、他疾に成り易し、或いは冷に傷れるときは、則ち宿食消えず、脾疼腹痛、瀉痢吐逆し、或いは熱に傷れときは、則ち頭旋目眩、痰涎気促、五心煩熱し、或いは飢飽動作、喜怒驚恐に因り、病随って至り、或いは虚脹して食を思わず、或いは多食して肌肉を生ぜず、心煩するときは則ち虚汗盗汗するを治す、一切の虚勞敢えて燥薬を服せざる者は、並びに宜しく之を服すべし、常に服すれば中を調え気を養い、血を益し神を育て、胃を和し食を進め、虚損を補う、

　　白芍薬七兩半　黄耆蘆を去り、蜜炙　當歸洗い蘆を去り、酒製

　　熟地黄淨め洗い、酒蒸す　川芎蘆を去る、各三兩　甘草炙る

　　肉桂粗皮を去り、火を見らず　各二兩二錢半

右を細末と為し、毎服二錢、水一盞半、生薑三片、大棗子一枚、煎じて六分に至り、空心・食前に服す、生冷菓子等の物を忌む。」

― た ―

大黄牡丹皮湯（だいおうぼたんぴとう）

【出典】　後漢《金匱要略》瘡癰腸癰浸淫病脉證幷治第十八

「腸癰の者、少腹腫痞し、之を按じて即ち痛むこと淋の如く、小便自調し、時時発熱し、自汗出で、復た悪寒す、脉洪数の者、膿未だ成らず、之を下すべし、當に血有るべし、脉洪数の者、膿已に成る、下す可からずなり、大黄牡丹皮湯之を主どる、

　　大黄牡丹皮湯方

　　　大黄四兩　牡丹一兩　桃仁五十枚　瓜子半升　芒硝三合

右五味、水六升を以って、一升を煑取り、滓を去り、芒硝を入れ、再び煎じ沸かし、之を頓服す、膿有れば當に下すべし、膿無き如きは、當に血を下すべし。」

【参考】　明治《勿誤藥室方函口訣》

「此方は腸癰膿潰以前に用ゆる薬なれども、其方、桃核承気湯と相似たり、故

に先輩、瘀血衝逆に運用す、凡そ桃核承気の症にして小便不利する者は、此方に宜し、其他、内痔、毒淋、便毒に用ひて効あり、皆排血利尿の功あるが故なり、又痢病、魚膿の如きを下す者、此方を用ゆれば効を奏す、若し虚する者、駐車丸の類に宜し、凡そ痢疾久しくして痊えざる者は、調胃腐爛して赤白を下す者と見做すことは後藤艮山の発明にして、奥村良筑其の節に本づき、陽症には此方を用い、陰症には薏苡附子敗醬散を用いて、手際よく治すると云ふ、古今未発の見と云ふべし。」

胎元飲（たいげんいん）

【出典】 明《景岳全書》卷之五十一德集　新方八陣　因

「胎元飲　婦人衝任失守するを治す、胎元安ぜず不固の者、證に随い之に加減して用ゆ、或いは一日、或いは二、三日、常に一、二劑を服す、

　　　人參隨宜　當歸　杜仲　芍藥各二錢　熟地二、三錢　白朮錢半　炙甘草一錢
　　　陳皮七分、無滯者、不必用

水二鍾、七分に煎じ、食に遠じて服す、下元不固而して多く遺し濁する者の如きは、山藥、補骨脂、五味之類を加う、氣分甚だしく虚する者、白朮を倍し、黄耆を加う、但し耆、朮は氣浮なり、能く胃口に滯まり、倘お胸膈に飽悶不快が有る者、須べからく之を用う、虚而して寒多く嘔を兼ねる如き者、炮姜七、八分、或いは一、二錢を加う、虚而して熱を兼ねる者、黄芩一錢五分を加え、或いは生地二錢を加え、杜仲を去る、陰虚し小腹に作痛する如きは、枸杞二錢を加う、怒すること多く氣逆する如き者は、香附を加えること妨げず、或いは砂仁も亦た妙、觸する所有り而して動血する者、川續斷、阿膠各一、二錢を加う、嘔吐止らざる如きは、半夏一、二錢、生薑三、五片を加う。」

泰山盤石散（たいざんばんせきさん）

【出典】 明《景岳全書》卷六十一長集・婦人規古方

「泰山盤石散　婦人血氣兩虚、或いは肥而して實せず、或いは瘦而して血熱し、或いは脾肝素もと虚し、倦怠少食、屢しば墮胎之患有り、此方は平に和

し、兼ねて養脾胃氣血す、有熱有りを覺える者、黄芩を倍し、少し砂仁を用ゆ、胃弱を覺える者、多く砂仁を用い、少し黄芩を加う、更に宜しく慾事惱怒を戒め、酒醋辛熱之物を遠くす、永く無墮を保つ可し、徐東皋曰く、婦人凡そ懷胎し二、三個月、墮落を慣要するは、名ずけて曰く小産、此れ體弱氣血兩虚に由る、臟腑に火多く、血分は熱を受け、以って致然也、醫家は又安胎を謂うに、多く艾、附、砂仁の熱補を用う、尤も禍う患を増し而して其の墮を速くする矣、殊に血氣清和する(こと)を知らず、火無く煎爍(せんしゃく)し則ち胎自ら安じ而して固む、氣虚則ち不住を提し、血熱は則ち妄行し溢す、其れ墮せずを欲し、得れるだろうか？　香附は快氣開鬱すると雖えども、多く用いれば則ち正氣を損じ、砂仁は脾氣を快くするが、多く用えば亦た真氣を耗し、況や香燥之性、氣血を兩に傷し、求以安胎を以って求むる(いわん)に、適し又た胎を損じ而して反って墮する也、今泰山盤石散を惟(おも)う、千金保孕丸二方、能く奪化工之妙、百發百效し、萬に一失も無く、甫(はじ)め故に表而して之に出ず、以って好生君子と為すを共に知る也、

　　人參　黄耆　當歸　川續斷　黄芩各一錢　川芎　白芍藥　熟地各八分

　　白朮二錢　炙甘草　砂仁各五分　糯米一撮

水一鍾半、七分に煎じ、食遠に服す、但し孕む有りを覺えれば、三五日常に一服を用ゆ、四月之後方は慮すること無し也。」

大補元煎（だいほげんせん）

【出典】　明《景岳全書》卷之五十一德集・新方八陣・補陣

「大補元煎　男婦気血大懷し、精神失守し危劇等の證、此れ回天贊化し、救本培元の第一の要方なり、本方與えた後左歸飲出入を互いに思う、

　　人参補気補陽、此を以って主と為し、少は則ち一、二錢を用い、多くは則ち一、二兩を用ゆ　山薬炒二錢　熟地補精補陰、此を以って主と為し、少は則ち二、三錢、多は則ち二、三兩を用ゆ　杜仲二錢　當歸二、三兩、若し泄瀉の者は之を去る　山茱萸一兩、畏酸呑酸の者は之を去る　枸杞二、三錢　甘草一、二錢

水二鍾、七分に煎じ、食遠く温服し、元陽不足寒多き如きの者、本方に附子、肉桂、炮薑之類を加え、宜しく隨いて之を用ゆ、気分虚に偏よる者、黄耆、

白朮、を加え、胃口多く滯の者は必ず用いず、血滯の如き者は、川芎を加え、山茱萸を去り、滑泄の如き者は、五味、故紙之屬を加ゆ。」

脱花煎（だっかせん）

【出典】　明《景岳全書》卷之五十一德集・新方八陣・因陣

「脱花煎　凡そ臨盆（分娩）將に産の者、宜しく先に催生（出産）より先に此藥を服すは最も佳なり、併せて産難を治す、經に曰く、或いは死胎下ざる俱に妙なり、

　　當歸七八盞或一兩　肉桂一二盞或三錢　川芎　牛膝各二兩　車前子錢半
　　紅花一錢、催生者、此味を用いずも亦た加

水二鐘、八分に煎じ、熱し服す、或いは服後に酒數杯を飲む亦た妙なり、若し腹中の胎死し、或いは堅く澁り下らぬ者、朴硝三五錢を加え卽ち下す、人參を隨いて加ゆに宜し、若し陰虛の者、必ず熟地三五錢を加ゆ。」

地黄丸（ぢおうがん）

【別名】　補腎地黄丸《幼幼新書》卷第六引《集驗方》、補肝腎地黄丸《奇効良方》卷之六十四、六味地黄丸《正體類要》下卷、六味丸《口齒類要》、錢氏六味丸《張氏醫通》卷十六

【出典】　宗《小兒藥證直訣》卷下・諸方

「地黄圓　腎怯失音、顖開不合、神不足、目中に白睛多く、面色㿠白等方を治す、

　　熟地黄八錢　山萸肉　乾山藥各四錢　澤瀉　牡丹皮　白茯苓去皮、各三錢
右末に爲し、煉蜜で圓め、格子大如くし、空心に温水で三圓を下す。」

【參考】　明《正體類要》下卷・方藥

「六味地黄丸加肉桂、五味、各一兩、加減八味丸と名ずく　傷損の症、腎肺二經の虛損、發熱し渇を作り、頭暈目花、咽燥唇裂、齒堅固せず、腰腿痠軟、小便頻赤、自汗盜汗、便血諸血、失暗し水泛痰の聖藥と爲し、血虛發熱の神劑なり、若し傷骨損重し、暗者の如く言が不能なら、此を水煎して服す、亦た効あり、

熟地黄八錢、杵膏自製　山茱萸肉　乾山薬各四錢　牡丹皮　白茯苓

　　澤瀉各三錢

右末に為し、地黄丸を和し、格子大にし、毎服七八十丸、空心食前に滾湯(こんとう)で下す。」

【参考】　明《古今醫鑑》巻之七・補益

「六味地黄丸　形體瘦弱、無力多困、腎氣久虛、寢汗発熱、五臟虧損、遺精便血、消渇淋濁等の症を治す、此薬は不躁不寒で、専ら左尺腎水を補う、兼ねて脾胃を理し、少年の水虧火旺陰虛の症、最も之を服すに宜し、

　　澤瀉三兩　淮熟地黄八兩、薑汁炒　乾山薬酒蒸、四兩

　　山茱萸肉酒蒸去核、四兩　白茯苓三兩　牡丹皮去骨、三兩

右細末に為し、蜜で練り丸に為し、梧桐子(ごどうし)大如くし、毎七十丸を空心に白湯で下す。」

【参考】　明《萬病回春》巻之四・補益

「六味丸一名地黄丸、一名腎気丸　腎虛は渇を作り、小便淋閉し、気壅(きよう)痰涎、頭目眩暈、目花耳聾、咽燥き舌痛み、腰腿痿軟等の症を治す、及び腎虛発熱、自汗盗汗、便血諸血、失瘖(しついん)し、水泛痰の聖薬と為し、血虛発熱の神剤なり、又た腎陰虛弱、津液不降、敗濁痿を為すを治す、或いは咳逆を治し、又は小便失禁を治し、精気の虛脱を収め、養血滋腎を為し、火を制し水を導き、機関を使い利し脾土を健實ならしむ、

　　熟地黄八錢、杵きて膏をなし、鐵器を忌む　山茱萸酒にて蒸して核を去る

　　乾山薬各四兩　牡丹皮　白茯苓皮を去る　澤瀉各三兩

右を各別に末に為し、地黄膏に和し煉蜜を加えて丸と為し、梧桐子大の如くし、毎服一百丸を空心に滾水(こんすい)で下す。」

【参考】　明《景岳全書》巻之五十三圖集・古方八陣・補陣

「金匱六味地黄丸　卽ち金匱腎気丸　亦たの名を地黄丸、腎水虧損、小便淋閉、頭目眩暈、腰腿痿軟、陰虛発熱、自汗盗汗、憔悴(やつれる)瘦弱、精神疲困、失血失音、水泛痰を為し、病は腫脹し、壯じて水制の剤也、

　　熟地黄蒸して搗き、八兩　山茱萸　山薬炒り、各四兩　丹皮　澤瀉　白茯苓各三兩

婦科常用方剤

右細末に為し、地黄膏に和し蜂蜜を加えて丸と為し、格子大にし、毎服七八十丸、空心食前に滾白湯、或いは淡鹽湯で下す、此の方水煎し湯を用い、又た六味地黄湯と名ずく、八味丸も亦た同じように下す。」

六味地黄丸加黄柏知母方（ろくみぢおうがんかおうばくちもほう）
【別名】 知柏地黄丸（ちばくぢおうがん）
【出典】 明《醫方考》卷之五・痿痹門
「六味丸加黄柏知母方
　　熟地黄八兩　山茱萸去核　山薬各四兩　牡丹皮　白茯苓　澤瀉各三兩
　　黄柏　知母各二兩
腎気熱し、則ち腰脊擧らず、骨枯れ髓減り、骨痿を発すとなす、此方宜しく之を主る、腎者は水臓なり、水無くば則ち火独治む、故に腎熱せしむ、腎は督脈を主り、督脈者、脊裏に於いて行る、腎壊れれば則ち督脈は虚す、故に腰脊不擧せしむ、骨枯れ髓減る者、枯涸之極也、腎は骨を主り、故に骨痿と曰う、是方也、
熟地黄、山茱萸、味厚は能く陰を生じ、黄柏、知母、苦寒は能く瀉火し、澤瀉、丹皮、能く坎中之熱を去き、茯苓、山薬、能く腎間之邪を制し、王冰曰く、壮水之を主り、以って陽光を制し、此方に之有り矣。」

【参考】 明《症因脉治》卷一・内傷腰痛

「内傷腰痛之症　日軽く夜加重す、痛は一處に定む、轉側する能わず、此れ瘀血停蓄之症、脇肋気脹し、怒に遇えば　愈（いよいよ）甚し、此の怒気鬱結之症、腰間重滯し、一片の氷の如く、熱を得れば寒減り、寒を得れば　愈（いよいよ）甚し、此れ痰注ぎ作痛之症、時常怕冷し、手足暖らず、凡そ寒氣に遇えば、腰背卽ち痛む、此れ眞火不足、陽虚之症也、五心煩熱、足心は火の如く、痛は錐刺の如く、此れ陰虚火旺之症也、
内傷腰痛の因は挫閃跌撲（ざせんてつぼく）し、勞動損傷し、則ち腰腹作痛す、七情惱怒し、擾思鬱結し、則ち腰脇疼痛し、脾湿運ばず、水飲凝結の者、則ち痰注ぎ腰痛す、先天不足し、眞陽虧損は、則ち陽虚腰痛を為す、眞水不足し、復た陰精を損じ、則ち腎虚火旺で腰痛す、内傷腰痛は脈尺脈芤澁、瘀血の診は尺脈沉結、

怒気所傷は尺滑尺伏、皆瘀涎を主とし、空大微遅は眞陽不足、細数は躁疾、火旺は水を乾し、

内傷腰痛之治　瘀血停滞之者、調榮活絡飲、四物桃仁湯、紅花桃仁湯、血虚之者、四物羌活湯、怒気鬱結者、柴胡疎肝飲加木香、独活、痰涎停注者、南星二陳湯加海石香附、眞陽不足之者、金匱眞言論腎気丸、河車膏合青娥丸、陰虚火旺者、知柏天地煎、知柏地黄丸、加玄武膠為丸、

　　知柏地黄丸

卽ち六味地黄丸に知母黄柏各二兩を加え、蜜にて練りて丸と為し、胃寒の者、鹿角膠にて丸と為し、気滞の者、沈香、砂仁を加う」

逐瘀止血湯（ちくおしけつとう）

【出典】　清《傳靑主女科》閃跌血崩

「婦人高く升りて墜落有り、或いは閃挫し傷を受け、悪血に致るを以って下流し、血崩の状如きの有る者、若し崩を治すを以って、徒に益すに非ず又之れ害也、蓋し此の状の症、必ず之を手に按じ疼痛す、之久しく則ち面色萎黄、形容枯槁、乃ち是れ瘀血作祟し、拼びに血崩に非ず比べる可し、倘お瘀を解すを知らず補濇を用い、則ち瘀血内に攻む、疼み時に止む事無く、反って新血生むを得ずに到る、旧い血化する事無く、死して悟らず、どうして傷めることが出来ようか、治法は瘀を去るを以って行血須る、疼むを止むを以って活血し、則ち血自ら止まり愈ゆ、方は逐瘀止血湯を用ゆ、

　　生地一兩、酒炒　大黄三錢　赤芍三錢　丹皮一錢　當歸尾五錢

　　枳殻五錢、炒　亀板三錢、醋炒　桃仁十粒、泡、炒、研

水で煎じ服す、一剤で疼み軽く、二剤にて疼み止む、三剤にて血亦た全て止まり、必ず再服せず、此の方之妙、妙は活血之中、佐は下滯之品を以って、故に逐瘀は掃う如く、而して止血は神の如し、或いは跌閃升墜を疑い、是れ外から内を傷る、内傷之重と比べずと雖も、而して既に血崩し、則ち内之所を傷り、亦た軽く為さず、何を以って其の瘀を治すにためらうのか、意外にも跌閃升墜、内傷からでなく外傷から及ぶを以っての者と比べる可し、蓋し本実は不抜、其の標病を去る可し耳、故に曰く、急は則ち其の標を治す。」

通乳丹（つうにゅうたん）

【出典】　清《傅青主女科》女科下巻・産後

「産後気血兩虚乳汁不下　七十六

　婦人産後点滴の乳絶え無し、人は乳管之閉を為すを以って也と、誰も気と血の兩が涸れるを知らぬなり、夫れ乳は乃ち気血の化す所に成す也、血涸れ無くは乳汁を生じること能わず、気無しも亦た乳汁を生じること能わず、然るに二者の中、血は乳へ化わり、又た氣の化する所尤も速しと為す、新産之婦、血已に大いに虧（か）け、血は本自ら暇なく顧（かえり）みる、又た何を以って化乳する能わずか？　乳は全て氣之力に頼り、行血を以って而して之化する也、今産後数日、而して乳點滴之汁も下らず、其の血少し氣衰えるを知る可し、氣旺んなれば則ち乳汁も旺ん、氣衰えれば則ち乳汁も衰える、氣涸れるは則ち乳汁も亦た涸れる、必然之勢也、世の人大補氣血之妙を知らず、而して一味の通乳、氣無くは則ち乳に化するを以って無くを知らずか、血無くは則ち乳の生じるを以って無く、治法は宜しく補氣以って生血す、而して乳汁自ら下る、必ず利竅以って通乳せず也、方を通乳丹と名ずく、

　　人參一兩　生黃耆一兩　當歸二兩、酒洗　麥冬五錢、去心　木通三分

　　桔梗三分　七孔豬蹄二個、去爪殼

水にて煎じ服す、二劑にて乳は如泉が湧く如く矣、此方專（もっぱ）ら氣血を補うを以って乳汁を生じ、正に以って乳を生じるは氣血に於いて也、産後の氣血涸れて而して乳無くは、乳管之閉に非ず而して乳無の者と比べる可し、去せずして通乳する而して通乳丹と名ずく、亦た因みに服して乳通する而して之の名あり、今通乳せず而して乳を生じる、即ち生乳丹と亦たすべし。」

定経湯（ていけいとう）

【出典】　清《傅青主女科》上巻・經水先後無定期

「婦人經來斷続に有り、或いは前、或いは後、無定期、人は気血の虚也が為すを以って、誰も肝気之鬱から結るを知らず、夫れ經水は諸もろ腎から出ずる、而して肝は腎の子と為し、肝鬱は則ち腎も亦た鬱なり、腎鬱は而して気必ず宣（の）ばず、前後之、或いは斷え、或いは續く、正に腎之、或いは通じ、或いは

閉じる耳、或いは曰く、肝気鬱而して腎氣は應せず、未だ必ず此の如くに至り、殊に子母の關切を知らず、子の病而して母必ず顧復之情有り、肝鬱而して腎は繾綣之誼を無くせず、肝気之、或いは開、或いは閉、即ち腎気之、或いは去、或いは留、相因而して致る、又た何を疑う焉んぞ、治法は肝之鬱を舒べるに宜し、即ち腎之鬱を開く也、肝腎之鬱既に開く、而して經水自ら一定の期に有るなり、方は定経湯を用ゆ、

　　菟絲子一兩、酒炒　白芍一兩、酒炒　當歸一兩、酒洗　大熟地黃五錢、九蒸
　　山藥五錢、炒　白茯苓三錢　芥穗二錢、炒黒　柴胡五分
水にて煎じ服す、二劑而して經水浄し、四劑而して経期定まるなり。」

天王補心丹（てんのうほしんたん）

【出典】　明《校註婦人良方》卷之六・婦人熱勞方論第一・薛氏附方

「天王補心丹　寧心保神し、益血固精し、壯力強志、人をして忘れず、三焦を清め、痰涎を化し、煩熱を袪き、驚悸を徐き、咽乾を療し、心神を育養する

　　人參去蘆　茯苓　玄參　丹參　桔梗　遠志各五錢　當歸酒浸　五味　麥門
　　冬去心　天門冬　柏子仁　酸棗仁炒各一兩　生地黄四兩
右末と為し、練蜜桐子大とし、硃砂を用い衣を為し、毎服二、三十丸、臨臥に竹葉煎湯にて送下す。」

【参考】　明《攝生總要・攝生秘剖》第一

「天王補心丹　心血不足し、神志不寧し、津液涸竭し、健忘怔忡し、大便不利し、口舌生瘡等證を治す、

　　人參去蘆　丹參微炒　玄參微炒　白茯苓去皮　五味子隈　遠志去木炒　桔梗
　　各五錢　當歸身酒洗　天門冬去心　麥門冬去心　柏子仁炒　酸棗仁炒各二兩
　　生地黃酒煎、四兩　辰砂五錢為衣
右末を為し、煉って蜜丸とし、梧桐子大の如く、空心に白滾湯にて三錢を下す、或いは圓眼湯倶に佳し、胡荽、大蒜、羅蔔、魚腥、焼酒を忌む。」

当帰飲子（とうきいんし）

【出典】 宋《嚴氏濟生方》卷之六・疥癬門

「當歸飲子　心血凝滯し、内蘊風熱し、皮膚に遍身瘡疥を発見する、或いは腫、或痒、或膿水浸淫、或赤疹瘖癮、

　　當歸去蘆　白芍藥　川芎　生地黃洗　白蒺藜子炒、去尖　防風去蘆

　　荊芥穗各一兩　何首烏　黃耆去蘆　甘草炙各半兩

右呹咀し、毎服四錢、水一盞半、薑五片、煎じて八分に至り、滓を去り、温服す、時候に拘わらず、」

【参考】 明治《勿誤藥室方函口訣》

「此方は老人の血燥よりして瘡疥を生ずる者に用ゆ、若し血熱あれば温清飲に宜し、又此方を服して効なきもの四物湯に荊芥、浮萍を加え長服せしめて効あり。」

當歸建中湯（とうきけんちゅうとう）

【出典】 後漢《金匱要略》卷下・婦人産後病證治第二十一

「《千金》内補當歸建中湯　產後虛羸不足して、腹中刺痛止らず、吸吸として少気し、或いは苦しく少腹中急し、攣痛は腰背に引き、飲食を能わず、產後一月は、日に四、五劑を服すことを得て善と為す、人を強壯宜しくせしむ、

　　當歸　芍藥　甘草　生薑　桂心　大棗

右六味、水一斗を以って、三升を煑取り、分け三服す、一日令盡（つくせしむ）、若し大虛は、飴糖六兩を加え、湯を成し之を内れ、火に於いて上煖し飴を消せしめ、若し去血過多、崩傷内衄止らずは、地黃六兩、阿膠二兩を加え、八味を合し、湯を成し阿膠を内れ、若し當歸無きは、芎藭（きゅうきゅう）を以って之に代え、若し生薑無きは、乾姜を以って之に代える。」

【参考】 明治《勿誤藥室方函口訣》

「辨、小建中湯の条下に詳らかにす、方後、地黃、阿膠を加ふる者、去血過多の症に用ひて十補湯などよりは確當す、故に余、上部の失血過多に《千金》の肺傷湯を用ひ、下部の失血過多に此方を用ひて、内補湯と名づく。」

當歸地黃飲（とうきぢおういん）

【出典】 明《景岳全書》卷之五十一德集・新方八陣・補陣

「當歸地黃飲　腎虛腰膝酸痛等の證を治す、

　　當歸二三錢　熟地三五錢　山藥二錢　杜仲二錢　牛膝一錢半　山茱萸一錢
　　炙甘草八分

水二鐘、八分に煎じ、食に遠じ服す、下部の虛寒の如きは、肉桂一二錢を加え、甚だしき者は仍お附子を加ゆ、帶濁多き如きは、牛膝を去り、金櫻子二錢、或いは故紙一錢を加え、気虛の如き者は、人参一二錢、枸杞二三錢を加う。」

當歸四逆湯（とうきしぎゃくとう）

【出典】 後漢《傷寒論》辨厥陰病脈證幷治

「手足厥寒し、脈細絶えんと欲す者、當歸四逆湯之を主どる、

　　當歸三兩　桂枝三兩去皮　芍藥三兩　細辛三兩　甘草二兩半　通草二兩
　　大棗二十五枚、擘

右七味、水八升を以って、三升を煮取り、滓を去り、一升を温服する、日に三服する。」

【参考】 明治《勿誤藥室方函口訣》

「此方は厥陰表寒の厥冷を治する藥なれども、元桂枝湯の變方なれば、桂枝湯の症にして血分の閉塞する者に用い効あり、故に先哲は、厥陰病のみなに非ず、寒熱勝復して手足冷に用ゆ可しと云う、又、加呉茱萸生薑は後世の所謂る疝積の套劑となすべし、陰癲の輕きは此の方にて治するなり、若し重き者は禹攻散を兼用すべし。」

当帰芍薬散（とうきしゃくやくさん）

【出典】 後漢《金匱要略》

「婦人懷妊、腹中疠痛するは当帰芍薬散之を主どる、

　　当帰芍薬散

　　　当帰三兩　芍薬一斤　茯苓四兩　白朮四兩　澤瀉半斤　芎藭半斤、一作三兩

「右六味、杵いて散と為し、方寸匕を取り、酒に和し、日に三服す。」
「婦人、腹中諸疾痛は当帰芍薬散之を主どる。」

【参考】 明治《勿誤藥室方函口訣》

「此方は吉益南涯得意にて諸病に活用す、其の経験《続建殊錄》に委し、全体は婦人の疼痛を治すが本なれども、和血に利水を兼ねたる方故、建中湯の症に水気を兼ねる者か、逍遙散の症に痛みを帯ぶる者か、何れにも広く用ゆべし。華岡青洲は、呉茱萸湯を加えて多く用ひられたり、又胎動腹痛に此方は疼痛とあり、芎帰膠艾湯湯には只腹痛とありて軽きに似たれども、爾(しから)らず、此方は痛甚だしくして大腹にあるなり、膠艾湯は小腹にあつて腰にかかる故、早く治さざれば將に堕胎の兆となるなり、二湯の分を能く辨別して用ゆべし。」

桃紅四物湯（とうこうしもつとう）

【出典】 清《醫宗金鑑》卷四十四・婦科心法要訣・調輕門・先期證治

「若し血多く塊有り、色紫粘稠、仍お内に瘀血有れば、四物湯に桃仁、紅花を加えて用い之を破る、桃紅四物湯と名ずく、
　　四物湯、
　　　熟地黄二錢　川芎一錢　白芍炒二錢　當歸二錢
右粗末と為し、水煎して服す、桃紅四物湯即ち桃仁、紅花を加う。」

【参考】 明《玉機微義》卷之三十一・腰痛門・理血之劑引《元戎》

「《元戎》加味四物湯、瘀血腰痛を治す、
　本方に桃仁、紅花を加う。」

導痰湯（どうたんとう）

【出典】 宋《傳信適用方》卷一引清虚皇甫担傳

「導痰湯　痰厥、頭昏暈を治す、清虚皇甫担傳、
　　半夏四兩、湯洗七次　天南星一兩、細切、薑汁浸　枳實去穣、一兩　橘紅一兩
　　赤茯苓一兩
右轟末を為し、三大錢を毎服す、水兩盞、棗十片を一盞に至り煎じ、滓を去

り、食後に温服する。」

【参考】 宋《嚴氏濟生方》卷之二・痰飲論治

「導痰湯　一切の痰厥、頭目旋暈し、或いは痰飲留積し散らず、胸膈痞塞し、胸脇脹満し、頭痛吐逆し、喘急痰嗽し、涕唾粘稠、座臥不安、飲食思わざる、

　　半夏湯泡柒次　　天南星炮、去皮　　橘紅　　枳實去瓢、麩炒

　　赤茯苓去皮、各壹兩　　甘草炙、半兩

　右㕮咀し、肆錢を毎服す、水貳盞、生薑拾片、捌分に至り煎じ、滓を去り、食後に温服する。」

独活寄生湯（どっかつきせいとう）

【出典】 唐《備急千金要方》卷第八・諸風・偏風第四

「腰背痛を治す、独活寄生湯

　夫れ腰背痛の者、皆腎気虚弱の由、當に冷湿地風の處に臥すを得る也、速く治す時なくば、脚膝に流入を喜し、偏枯冷痺し、緩弱疼重を為し、或いは腰痛攣脚重痺する、宜しく急いで此方を服す、

　　独活三兩　寄生　杜仲　牛膝　細辛　秦艽　茯苓　桂心　防風　芎藭

　　人参　甘草　當歸　芍藥　乾地黄各二兩

　右十五味、㕮咀し、水一斗を以って、三升を煑取り、三分に分け、身を温め冷やすこと勿れ也、喜虚下利の者、乾地黄を除き、湯を服す、萆薢葉火燎を取り、席上に厚く安じ、及熱眠上、冷復燎之、冬月に根を取り、春は茎を取り熬り、臥之佳其餘薄熨、萆薢蒸也に及ばず、諸處の風濕亦た此法を用い、新しく腹痛轉動を思い産じるを得ず、及び腰脚攣痛し、屈伸得ず、痺弱の者、宜しく此湯を服す、風を除き血を消す也。」

【参考】 宋《太平惠民和劑局方》卷之五・治痼冷・實慶新増方

「獨活寄生湯　腎気気弱、腰背疼痛するを治す、此の病は冷濕の地に臥し、風に當たるに因りて得る所にして、特に速やかに治さざれば、流れて脚膝に入り、偏枯冷痺と為り、暖弱疼重、或いは腰痛脚重、攣痺す、宜しく急に此を服すべし、

　　獨活参兩　桑寄生　當歸酒浸、焙乾　白芍藥　乾地黄酒洗、蒸

牛膝去蘆、酒浸　細辛去苗　白茯苓去皮　防風去蘆　秦艽去土　人参

　　桂心不見火　芎藭　杜仲製炒斷絲　甘草炙、各貳兩

右剉み散を為し、毎服肆大錢、水壹盞半、柒分に煎じ、滓を去り、空心に服す、気虚下利、地黄を除き、幷せて新しく腹痛轉動を產じるを得ず、及び腰脚攣痛、痺弱屈伸するを得ざるを治す、此の湯は最も能く風を除き血を消す、《肘後方》に附子壹枚有りて、寄生、人参、甘草、當歸無し、近人將に歷節風並びに脚気流注を治す、甚だ効有り。」

— な —

内補丸（ないほがん）

【出典】　清《女科切要》巻二・白淫

「白淫陽虛に於いて責む、當に益火之源、鹿茸肉蓯蓉人参之類、宜しく内補丸にて治す、要は症に臨んで在り斟酌(しんしゃく)する、火無く火有りて之を用い、庶に誤り無くなり、

　　鹿茸　絲子　紫苑茸　黃耆　肉桂　桑螵蛸　肉蓯蓉　附子製　茯神
　　白蒺藜

右末を為し、蜜丸綠豆大の如く、二十丸を毎服す、食に遠くし酒服す、火の者有れば用いるを忌む、宜しく清心蓮子飲を服す。」

二陳湯（にちんとう）

【出典】　宋《太平惠民和劑局方》巻之四

「二陳湯　痰飲が患いを為し、或いは嘔吐惡心、或いは頭眩心悸、或いは中脘不快、或いは發して寒熱を為し、或いは生冷の食の因で、脾胃和せざるを治す、

　　半夏湯洗柒次　橘紅各伍兩　白茯苓参兩　甘草炙、壹兩半

右㕮咀を為し、毎服肆錢、水一盞を用い、生姜柒片、烏梅壹個、同じに煎じて陸分にす、滓を去り熱服す、時候に拘わらず。」

二仙湯（にせんとう）

【出典】 中華人民共和国《中医方剤臨床手冊》第八章・補益剤

「二仙湯上海中医学院曙光医院方　腎陽不足、虚火浮越、頭暈、頭痛、目眩、肢冷、尿頻、陽萎、早泄、婦女月経不調

　　仙茅三至五銭　　仙霊脾三至五銭　　當歸三銭　　巴戟天三銭　　黃柏銭半至三銭
　　知母銭半至三銭

日に一剤を服す、水で煎じ、二次に分け服す。」

二至丸（にしがん）

【出典】 明《醫便》卷一

「二至丸　上を清し下を補う第一方、價廉(かれん)でも攻は極めて大きい、常に服する累は奇効有り、冬至の日に冬青子を取り多少に拘わらず、陰乾し、蜜酒を以って透(すか)し拌ぜ、一晝夜盒し、粗布袋にて擦り皮を去り、晒し乾かし末と為し、新瓦瓶に貯し収め、夏至の日を待ち旱蓮草数十斤を取り、搗いた自然汁を熬り膏にし、前薬末と和し丸を為す、梧桐子大の如く、每服百丸、臥時に臨(のぞ)んで酒で送下す、その攻甚だしく大、初服にて老者に使い能く夜起きるの累無く、膂力の倍を加えせしむに旬日もなく、又た能く白鬚髪を變え黑と為し、腰膝を理し、筋骨を壯(さか)んにし、陰を強め走らず、酒食痰火の人服し、尤も更に奇効する。」

【参考】 清《醫方集解》補養之剤第一

「二至丸補腎　腰膝を補い、筋骨を壯んにし、陰腎を強め、髭髪を烏(か)くし、价廉(れん)でも攻は大、

　　冬青子卽女貞實冬至日采、多少に拘わらず、陰乾し、蜜酒拌で蒸し、一夜を過し、粗袋で擦り皮を去り、晒し乾かし末と為し、瓦瓶に貯し収め、或いは先に旱蓮を熬り膏を旋配し用ゆ、旱蓮草夏至日に采り、多少に拘わらず、汁に搗いて熬り膏にし、前薬と和し丸を為す、臥に臨んで、酒で服し、一方に桑椹を乾かし加え丸を為し、或いは桑椹熬膏に入れ和す。」

人参養榮湯（にんじんようえいとう）

【出典】　宋《太平惠民和劑局方》卷之五・治諸虚・淳祐新添方

「人参養榮湯　積労虚損にて四肢沈滞、骨肉酸疼、呼吸として気少なく、行動喘㖑、少腹拘急し、腰背強痛し、心虚驚悸し、咽乾き唇燥き、飲食味無く、陰陽衰弱し、悲憂惨威し、多臥少起、久しき者は積年、急なる者は百日、漸く痩削に至り、五臟の気竭き、振復すべきこと難きを治す、

　　白芍薬三兩　当帰　桂心粗皮を去る　甘草炙　陳橘皮　人参　白朮煨
　　黄耆各一兩　熟地黄製　五味子　茯苓各七錢半　遠志炒り、心を去る、半兩

上を剉散し、毎服肆錢、水壹盞半、生薑参片、棗子貳枚、煎じ柒分に至り、滓を去り温服す、便精遺泄には龍骨一兩を加え、欬嗽には阿膠を加え甚だ妙なり。」

―は―

破証奪命丹（はしょうだつめいたん）　別名：独参湯

【出典】　宗《是齋百一選方》卷之七・第九門・傷寒

「破証奪命丹　傷寒陰陽二證不明、或いは投薬錯誤し、患う人困重垂死に致る、七日以後皆服す可し、傳う者千に一を失わずと云う、

　　好人参一兩、去蘆、薄切

水一大升、銀石器に内れ煎じ一盞至り、新水に之を沈め、冷やし取り、一服而して盡す、汗は自らそれ出でず、只だ鼻梁尖上に在り涓涓と水の如し、是れ其れ應也、妙は甚だし、蘇韜光の云う、・・・」

【参考】　明《景岳全書》卷之五・十三圓集・古方八陣・補陣

「獨人湯　諸の気虚気脱し、反胃し嘔吐喘促に及び、粥湯胃に入れば卽ち吐す、凡そ諸の虚證垂危の者に用ゆ、

　　人参二兩

水一升、四合を貪取り、乗熱し頓服す、日に再び之を進め、兼ねて人参を煮るを以って粥を食す之尤も妙なり」

麥門冬湯（ばくもんどうとう）

【出典】 後漢《金匱要略》卷之上・肺痿肺癰欬嗽上氣病脉證治第七

「大逆上氣し、咽喉不利し、逆を止め気を下ろす者は、麥門冬湯之を主どる、
　　麥門冬湯方
　　　麦門冬七升　半夏一升　人参　甘草各二兩　粳米三合　大棗十二枚
　右六味、水一斗二升を以って、六升を煑取り、温め一升を服し、日に三度び夜一服する。」

【参考】 明治《勿誤薬室方函》

「栗園先生曰く、按ずるに《金匱》の本条、肺痿の字無し、《肘後方》に云う、肺痿、咳唾、涎沫止まず、咽燥きて渴するを治すと、沈明宋曰く、余竊(ひそか)に擬して肺痿の主方と為すと、蓋し《肘後》に本ずく、
　　麦門七升　半夏一升　人参二兩　甘草二兩　粳米三合　大棗十二枚
　右六味、或いは地黃、阿膠、黃連を加え、吐血、下血、虚極なる者を治す、地黃或いは石膏を加え、咳血及び血証後の上逆する者を治す。」

【参考】 明治《勿誤薬室方函口訣》卷之上

「此方は《肘後》に云ふ通り、肺痿、咳唾、涎沫不止、咽燥而渴する者に用ゆるが的治なり、《金匱》に大逆上氣と計りありては漫然なれども、蓋し肺痿にても頓嗽にても勞嗽にても妊娠咳逆にても、大逆上氣の意味ある処へ用ゆれば大いに効ある故、此の四字簡古して深旨ありと見ゆ、小児の久咳には此方に石膏を加へて妙驗あり、さて咳血に此方に石膏を加ふるが先輩の経験なれども、肺痿に變ぜんとする者、石膏を日久しく用ふれば不食になり、脉力減ずる故、《千金》麥門冬湯類方の意にて、地黃、阿膠、黃連を加えて用ゆれば工合よく効を奏す、又《聖惠》五味子散の意にて、五味、桑白皮を加えて咳逆甚だしき者に効あり、又老人津液枯稿し、食物咽につまり、膈証に似たる者に用ゆ、又大病後、薬を飲むことを嫌ひ、咽に喘気有つて、竹葉石膏湯の如く虚煩なき者に用ゆ、皆咽喉不利の餘旨なり。」

【別名】　八味地黄丸(はちみぢおうがん)

腎気丸（じんきがん）

【別名】　八味地黄丸《金匱要略》巻上、崔氏(さいし)八味丸《金匱要略》巻上、八味《太平惠民和劑局方》巻之五、桂附地黄丸《醫宗金鑑(いそうきんかん)》卷四十、桂附八味丸《醫方集解》、金匱腎気丸《内科摘要》巻下、八味地黄丸《小兒痘疹(しょうにとうしん)方論(ほうろん)》

【出典】　後漢《金匱要略》巻上・中風歴節病脉證并治第五・附方

「崔氏八味丸　脚気上に入り、少腹不仁を治す、

　　熟地黄八兩　山茱萸　山藥各四兩　澤瀉　茯苓　牡丹皮各三兩　桂枝

　　附子各一兩、炮

右八味末とし、煉蜜(れんみつ)にて和し、梧子(ごし)大にし、酒にて十五丸を下す、日に再服す」

【出典】《金匱要略》巻上・血痺虚労病脉證并治第六

「虚勞腰痛、少腹拘急(しょうふくこうきゅう)し、小便不利の者、八味腎気丸之を主る」

【出典】《金匱要略》巻中・痰飲咳嗽病脉證治第十二

「夫れ短気し微飲有り、當に從いて小便にて之を去る、苓桂朮甘湯之を主る。腎気丸亦た之を主る。」

【出典】《金匱要略》巻中・消渇小便不利淋病脉證治第十三

「男子消渇し、小便反つて多く、飲は一斗(いっと)を以つて小便亦一斗なり、腎気丸之を主る。」

【出典】《金匱要略》巻下・婦人雜病脉證并治第二十二

「問うて曰く、婦人病、飲食故の如く、煩熱し臥(ふ)するを得ず而して反つて倚息(いそく)する者、何也、師曰く、此れ名付けて轉胞(てんぽう)という、溺を得ざる也、以つて胞系を戻して了す、故に此病に致つては、腎気丸之を主る」

【参考】　宗《太平惠民和劑局方》巻之五・治諸虚

「八味圓　腎気虚乏(かげん)、下元冷に應じ、臍腹疼痛(せいふくとうつう)、溺(にょう)夜間に瀝(めぐ)り、脚膝酸弱し、肢體倦怠、面色黧黒(れいこく)、飲食を思わずを治す、又脚気上衝し、少腹不仁、虚勞が不足に及び渇を欲して水を飲み、腰重疼痛、少腹疼痛、小便不利を治す、或いは男子消渇、小便反つて多く、婦人轉胞、小便不通、幷(あわせて)之を服すに宜

し、

　　　牡丹皮　白茯苓　澤瀉各三兩　熟乾地黃捌(はち)兩　山茱萸　山藥各肆(し)兩

　　　附子炮、去皮臍　肉桂去粗皮、各二兩

　右を末となし煉蜜にて圓となす、梧桐(ごどうだい)大の如くし、毎服壹拾伍圓から貳拾伍圓に至る、日に貳服空心に溫酒で下す、久しく服すれば陽の元を壯(さかん)にし、精髓を益し、活血し顏(顔色が衰えないようにする)駐し、志を強くし身を輕るくす。」

【参考】　明治《勿誤藥室方函》卷上引《金匱》

「八味丸料金匱、一名腎気丸　脾胃虚寒、脉沈にして細、身冷え、自汗し、泄瀉し、溺白し、此れ名付けて陰黃とす、凡そ黃疸、脉弱、口中和し、小便濁り、困憊(こんぱいこと)殊に甚しき者効有り、

　　地黃　山茱萸　薯蕷(しょよ)　澤瀉　茯苓　牡丹　桂枝　附子

右八味、一つ男の咳嗽、吐血、熱渇、痰盛、盜汗、夢精する者を治すに、本方に麥門、五味子を加えて愈ゆ、或は牛膝、車前子を加え濟生腎気丸と名づく。」

【参考】　明治《勿誤藥室方函口訣》卷上

「八味丸　此の方は專ら下焦を治す、故に金匱小腹不仁或小便自利或轉胞に運用す、又虛腫或虛勞腰痛に用いて効有り、其の内消渇を治するは此方に限るなり、仲景が漢武帝の消渇を治すと云う小說あるといえども虛ならず、此方牡丹桂枝附子と合する處が妙用なり、濟生方に牛膝車前子を加うるは一着輪(まけ)らる手段なり、醫通に沉香を加るは一等進みたる策なり。」

祕精丸（ひせいがん）

【出典】　宋《嚴氏濟生方》卷之四・虛損論治

「祕精圓　下虛胞寒、小便白濁し、或いは米泔の如く、或いは若し凝脂し、腰重く力少なし、

　　牡蠣煅　兔絲子酒浸、蒸培、別研　龍骨生用　五味子　韭子炒　白茯苓去皮
　　白石脂煅　桑螵蛸酒炙、各等分、

右細末を無し、酒糊で圓を為し、梧桐子大の如く、七十圓を毎服す、空心に溫酒で、塩湯任せて下す。」

伏龍肝湯（ぶくりゅうかんとう）

【出典】　唐《備急千金要方》巻第四・婦人方下・赤白帯下崩中漏下第三

「伏龍肝湯　崩中赤白を去り、或いは豆汁の如きの方を治す、

　　伏龍肝如弾丸、七枚　生地黄五兩　生薑五兩　甘草　艾葉　赤石脂

　　桂心各貳兩

右七味咬咀し、水一斗を以って、三升を煑取り、四に分け服す、日に三夜に一。」

【参考】　明治《勿誤薬室方函口訣》巻下

「此方は、崩漏、帯下等の症、芎帰膠艾の類を与え、血を減じたれども赤白相兼ね、或いは豆汁の如き止まざるに宜し、若し瘀水計り多く下る者は蘭室祕藏の升陽燥湿湯に宜し。」

附子理中湯（ぶしりちゅうとう）

【出典】　宋《三因極一病證方論》巻之二・中寒治法

「附子理中湯　五臟寒に中り、口噤、四肢剛直、失音不語を治す、昔武士邊(あた)りを守り、大雪、出張し外観を瞻(み)る、忽然(こつぜん)と暈倒し、時に林繼作り醫官を随行し、以ってこの薬兩剤を灌ぎ遂に醒ます、

　　大附子炮去皮臍　人参　乾姜炮　甘草炙　白朮各等分

右散剉を為し、毎服四大錢、水一盞半、煎じて七分、滓を去り、時を以って服さず、口噤、則ち斡開(せんかい)して之を灌ぐ。」

【参考】　明治《勿誤薬室方函口訣》

「此方は理中丸の方後による者なり、理中湯は専ら中焦を主とする故、霍亂吐瀉の症にて、四肢厥冷する者は四逆湯より反つて此方が速やかに応ずるなり、後世にては中寒に用ゆれども、中寒は桂枝加附子湯、四逆湯を優とす。」

補陰煎（ほいんせん）

【出典】　明《景岳全書》巻之五十一徳集・新方八陣・寒陣

「補陰煎　男婦帯濁遺淋、色赤帯血、脉滑多熱、便血不止、及び血崩血淋、或いは経期太(おお)いに早い、凡そ一切の陰虚内熱動血等の證を治す、

生地　熟地　白芍薬各二兩　山薬　川続斷　黄芩　黄檗各一兩半
　　生甘草一錢

水二鐘、七分に煎じ、食に遠じて温服す、多熱で水小ない如きは、或いは怒火動血を兼ねる者、焦梔子一二錢を加え、心熱し夜熱の如きは、地骨皮一錢五分を加え、肺熱多汗の者、麦冬、棗仁を加え、血熱甚だしき者、黄連一錢五分を加え、血虚血滯し、筋骨腫痛する如きは、當歸二三錢を加え、気滯して痛む如きは、熟地を去り、陳皮、青皮、丹皮、香附に属すを加え、血脱血滑の如きが、便血して久しく不止に及ぶ者は、地楡一二錢、或いは烏梅一二個、或いは百藥を一二錢を煎じ加う、文蛤も亦たす可し、少年の如く、或いは血氣正盛の者は、熟地黄、山薬を必ず用いらず、肢節筋骨疼痛或いは腫の者、秦艽、丹皮各一二錢にすべし。」

補中益気湯（ほちゅうえっきとう）

【別名】　醫王湯《和田泰庵方函》

【出典】　金《内外傷辨惑論》卷中・飲食勞倦論

「苟飲食節を失い、寒温適せず、則ち脾胃乃傷る、喜怒憂恐し、勞役過度、而して元気を損耗し、既に脾胃虚衰し、元気足らず、而して心火獨盛ゆ、心火の者陰火也、下焦於いて起、其の系心に於いて繋、心は主らざるにして、相火は之に代わり、相火は下焦胞絡の火、元気の賊也、火と元気兩立する能わず、一勝則わち一負、脾胃気虚し、則ち腎に於いて下流し、陰火を得て以って其の土位に乗じ、故に脾胃之證、之を得て始めて則ち気高くして喘する、身熱して煩し、其の脉洪大にて頭痛する、或いは渇して止まらず、皮膚風寒に任えず寒熱を生じ、蓋し陰火上衝し、則ち気高して喘する、身は煩熱し、頭痛を為し、渇を為し、而して脉洪大、脾胃の気下流し、穀気は升浮を得ずして、是れ春成の令行らず、則ち陽無く其の營衛護を以って、風寒に任えず、乃び寒熱を生じ、皆脾胃の気足らず所致也、

然に、外感風寒を與え得る所の證頗同にして理は異る、脾胃を内傷し、乃び其気を傷り、外感風寒し、乃び其れ形を傷り、外を傷り有餘を為し、有餘の者は之を瀉す、其の内を傷るを不足と為す、不足の者之を補す、之を汗す、

之を下す、之を吐す、之を克す、皆瀉する也、之を温む、之を和す、之を調う、之を養う、皆補する也、内傷不足の病は、苟も外感を作した有餘の病と誤認して反って之を瀉す、則ち其の虚を虚す也、《難經》云う、實を實し虚を虚す、損を不足させ而して有餘を益す、此如く死す者、醫之を殺す耳、然に則ち奈何曰う、惟だ當に甘温の劑を以って、其の中を補い、其の陽を升し、甘寒を以って其の火を瀉し則ち愈ゆ、《内經》に曰く、勞の者は之を温め、損の者は之を温め、蓋し温めて能く大熱を除く、大いに苦寒の藥にて、胃土を瀉す忌む耳、今補中益気湯を立つ、

補中益気湯

黃耆勞役病熱甚者一錢　甘草炙、已上各五分　人參去蘆　升麻　柴胡

橘皮　當歸身酒洗　白朮已上各三分

右の件咬阻し、都て一服作り、水二盞、煎じて一盞に至り、粗を去り、早飯後に溫服す、之の傷の重き如き者は二服にて愈ゆ、量の輕重は之を治す。」

【出典】　金《内外傷辨惑論》卷中・四時用藥加減法

「《内經》曰く、胃は水穀の海と為す、又云う、腸胃は布と爲す、物無くは包まず、物無くは入らず、寒熱涼皆な之に有り、其れ不一の病と爲す也、故に補中益気湯中に於いて時の證に随いて、四時加減法於後に權立す、之の手捫を以って、而して肌表熱の者、表證とする也、只補中益気湯を一二服服し、微汗を得れば則ち已る、正に發汗に非ざるなり、乃ち陰陽の気和し、自然に汗出ずる也、若し更に煩亂し、腹中に或は周身に刺痛が有るが如しは、皆血澀て足らず、當歸身五分或いは一錢を加える、精神短少の如しは、人參五分、五味子二十個を加える、頭痛は蔓荊子三分を加え、痛み甚しきは川芎五分を加える、項痛腦痛は、藁本五分、細辛三分を加え、諸もろの頭痛は、併せて此の四味を足して用いる、

痰の有りて頭痛する如きで、沉重し懶倦の者、乃ち太陰の痰厥頭痛は、半夏五分、生姜三分を加える、耳鳴、目黃、頰頷腫、頸肩臑肘臂外後に廉痛し、面赤、脉洪大の者は、羌活一錢、防風、藁本已上各七分、甘草五分を以ってす、其れ經血を通すは、黃芩、黃連已上に各三分を以ってす、其の腫を消すは、人參五分、黃耆七分、元気を益し邪を瀉火するは、一服作し之を與う、

嗌痛頷腫、脉洪大、面赤の者は、黄芩、甘草已上に各三分、桔梗七分を加う、口乾嗌乾の者は、葛根五分を加え、胃気を引き升し上行し以って之を潤す、夏月の如きに咳嗽する者は、五味子二十五個、麥門去心五分を加う、冬月の如きに咳嗽するは、根節不去の麻黄五分を加え、秋涼の如きは、亦た加う、春月天温の如きは、只だ佛耳草、款冬花已上に各五分を加う、若し久病の痰嗽は、肺中に火伏す、人參を去り、痰嗽を増すを防ぐを以って益す耳、食下らず、及び胸中胃上に寒有り、気濇滞するは、青皮、木香已上に各三分、陳皮五分を加え、此の三味は定法となす、冬月の如くは、益智仁、草豆蔻仁已上に各五分を加え、夏月の如きは、少し黄芩、黄連已上に各五分を加う、秋月の如きは、檳榔、草豆蔻、白豆蔻、縮砂以上各五分を加え、春始り猶寒き如きは、少し辛熱之剤を加え、以って春気の不足を補う、風藥の佐を為し、益知、草豆蔻を加える也、心下痞、夯悶の者、芍藥、黄連已上に各各一錢を加う、腹脹して痞えるもの、枳實、木香、縮砂仁已上に各三分、厚朴七分を加える、天の寒き如きは、少し乾薑或いは中桂桂心を加える也、心下痞、中寒を覚えるは、附子、黄連已上に各一錢を加え、食能わずして心下痞は、生薑、陳皮已上に各一錢を加え、納食して心下痞は、黄連五分、枳實三分を加え、脉緩有痰して痞えるは、半夏、黄連已上に各一錢を加え、脉弦、四肢満して便難く心下痞は、黄連五分、柴胡七分、甘草三分を加える、腹中痛する者は、白芍藥五分、甘草三分を加え、悪寒し冷痛を覚える如きは、中桂五分を加える、夏月の如きに腹中痛し、不悪寒、不悪熱の者は、黄芩、甘草已上に各五分、芍藥一錢を加え、治す時を以って熱也、腹痛が寒涼時に在れば、半夏、益知、草豆蔻之類を加う、腹中の痛む如き、悪寒して脉弦の者、是は木來剋土也、小建中湯之を主どる、蓋し芍藥の味酸、土中に於いて木を瀉し君と為す、脉沉細の如くし、腹中痛、是は水來侮土、以って理中湯之を主どる、乾薑辛熱、土中に於いて水を瀉し、以って主と為す也、脉緩の如く、體重節痛し、腹脹自利し、米穀化せず、是は濕に勝つ、以って平胃散之を主どる、蒼朮の苦辛温、濕を瀉すを主と為す也、脇下痛、或いは脇下縮急は、倶に柴胡三分、甚しければ則ち五分、甘草三分を加える、臍下痛の者、眞熱地黄五分を加う、已らざる如き者、大寒に及ぶ也、肉桂五分を加う、遍閱《内

經》中悉(ことごとく)言うに小腹痛は皆寒、傷寒厥陰之證に非らざる也、及び下焦の膀胱に血結べば、仲景は以って抵當湯並びに抵當丸之を主どる、小便遺失、肺金の虚也、宜しく安臥す、氣は黄耆人参之類を以って之を補う、愈えざれば、則ち是れ有熱也、黄檗生地黄、已上に各五分、切禁勞役を養う、臥して多驚する如き、小便淋溲(しゅう)の者、邪は少陽厥陰に在り、宜しく太陽經の所の藥を加える、更に柴胡五分を添える、淋の如きは、澤瀉五分を加う、此は下焦の風寒の合病也、經云う、腎肝の病同一にして治す、倶に下焦に在ると為す、風藥經に則ち非らざらず、及び濕熱の客邪を受ける也、宜しく升擧發散して以って之を除く、大便秘澀するは、當歸一錢、大黄酒洗煨(わい)五分或いは一錢を加う、大便せず者、成し煎じ藥を正す、先に青者を一口用い、玄明粉五分或いは一錢を調す、大便行じ則ち止む、此病は大きく之を下すは宜しからず、必ず凶に變じる證也、脚膝痿軟し、行歩乏力、或いは痛み、及び腎肝伏熱には、少し黄檗五分を加え、空心に服す、已らずは更に漢防已五分を加う、脉緩し、顯(あきらか)に沉困し、怠情無力の者、蒼朮、澤瀉、人参、白朮、茯苓、五味子以上各五分を加う。」

【参考】 明《女科撮要(にょかさつよう)》卷下・附方幷注

「補中益気湯　元気足らず、四肢倦怠し、口乾發熱し、飲食味無く、或いは飲食節を失い、勞倦身熱し、脉洪大で力無く、或いは頭痛發熱し、或いは惡寒自汗し、或いは気高く喘し、身熱して煩するを治す、

　　黄耆炙、一錢五分　甘草炙　人参　當歸酒拌　白朮炒、各一錢　升麻　柴胡　各三分　陳皮一錢

　右薑棗にて水煎し服す。」

【参考】 明《保嬰撮要(ほえいさつよう)》卷九・虚羸

「補中益気湯　中氣虚弱し、體疲食少し、或いは發熱煩渇等症を治す、

　　人参　黄耆各八部　白朮　甘草　陳皮各五分　升麻　柴胡各二部　當歸一錢

　右薑棗にて水煎し、空心午前に服す。」

【参考】 明《保嬰撮要(ほえいさつよう)》卷十五・肌肉不生

「補中益気湯　小兒稟賦(りんぷ)足らず、營衛の気短促(たんそく)し、寒は腠理薄く、閉鬱して瘡瘍を為す、或いは瘡瘍の因で尅伐之劑を服し、気血虧損(きそん)して消散を能わず、

或いは潰気血虧損じて已った因で生肌を能わず、或いは惡寒發熱し、煩躁倦怠し、飲食少思等症、

　　人参　黃耆炒　白朮炒　甘草炒　當歸　陳皮各五分　柴胡　升麻各三分

右薑棗にて水煎し服す。」

【参考】　明《古今醫鑑》卷之四・内傷

「補中益気湯　中氣足らず、肢体倦怠し、口乾發熱し、飲食味無く、或いは飲食節を失い、勞倦身熱し、脉大で虛、或いは頭痛惡寒し自汗、或いは気高くして喘、身熱して煩、或いは脉微細軟弱、自汗し體倦し食少なし、或いは中氣虛弱して攝血を能わず、或いは飲食勞倦して瘧痢を患い、或いは脾胃虛の因で瘧痢して愈えず、或いは元気虛弱して、風寒感冒し、發表に勝らず、宜しく此れ之の代わりに用ゆ、或いは房に入りて後感冒し、或いは感冒した後に房に入り、亦た此の湯を用ゆ、急は附子を加え、或いは瀉利腹痛すれば、急に附子理中湯を用ゆ、

　　嫩黃芪蜜水侵炒、一錢半、脾胃虛、肺気先絶用之、以益皮毛而閉腠理、止自汗

　　人参去蘆、一錢、上喘気短、元気大虛、用以補之

　　甘草炙、一錢、甘温以瀉火熱、而補脾胃中元気、若脾胃急痛、腹中急縮者用之

　　已上三味、除渴熱、煩熱之聖藥也、

　　白朮土炒、一錢、苦甘温、除胃中熱、利腰臍間血

　　柴胡五分、能使胃中之清気左旋而上達

　　升麻五分、能使胃中之清気從右而上遷

　　橘紅一錢、理胸中之気、又能助陽気上升、以散滯気、助諸脾胃爲用

　　當歸酒洗、一錢、用之以和血脉

右剉み一劑とし、生薑三片、水煎し温服する。」

【参考】　明《壽世保元》乙集二卷・中風

「一論中風等症、内傷の因の者、風邪の外來に非ず、及び本気は自病也、多くの因は勞役過度、眞気耗散し、憂喜忿怒其の気を傷る者、而して卒倒昏して人を知らず、則ち左癱右瘓を為す、口眼喎斜、四肢麻木、舌木強硬、言語不清等證、宜しく此方となす、

　　補中益気湯

　　　　黄芪蜜水炒、一錢五分　　人参去蘆、一錢　　白朮去油蘆、炒、一錢　　陳皮一錢
　　　　當歸酒洗、一錢　　柴胡去蘆、五分　　升麻五分　　甘草炙、一錢

右剉み一剤とし、生薑棗子にて水煎し服す、酒炒黄栢三分を加え、滋腎は水を以って、陰中の伏火を瀉す也、紅花三分、心に入り養血し、一つ中風卒倒し、勞傷が因の者、勞役に於いて過し、元気を消耗し、脾胃虚弱し、風寒を任えず、故に昏冒する也、宜しく此の方とす、一つ左癱右瘓には、防風、羌活、天麻、半夏、南星、木香を加える、一つ語言蹇澁(けんじゅう)には、石菖蒲、竹瀝を加える、一つ口眼喎斜には、薑炒黄連、羌活、防風、荊芥、竹瀝、薑汁を加え、一つ中風痰喘には、中気の虚が因にて、飲食素少、忽(たちまち)に痰壅(たんよう)気喘、頭揺目瞀(もくとう)し、手を揚げ足を擲(なげう)つ、脉を候(うかが)うを以って難し、其の面色を視れば、黄中に青を見る、此れ肝木が脾土に乗じ、本方に依り白茯苓、半夏を加え水煎し、熟に臨んで薑汁を加え同服する、一つ中風には、面目十指倶に麻れ、気虚に及ぶ也、大附子、製木香、羌活、防風、烏薬、麥門冬を加う、一つ善飲、舌本強硬、語言不清、此れ脾虚濕熱とす、神麴、麥芽、乾葛、澤瀉を加う。」

【参考】　明《壽世保元》辛集八巻・小兒科・脾胃

「小兒諸病の一論には、攻伐の薬の因で、元気損傷し、脾胃衰憊し、悪寒發熱、肢體倦怠、飲食少思し、或いは兼ねて飲食勞倦し、頭痛身熱し、煩躁し渇を欲し、脉洪大弦虚、或いは微細軟弱、右關寸獨し甚はだしく、亦た宜しく之を用ゆ、大凡(おおよそ)久病は、或いは尅伐之劑を過服し、元気を虧損(きそん)し、而して諸症悉倶の者、最も宜しく此の湯を調じ補う、若し前症の有るもの無く、兒に致り患者と為す、尤も宜しく之を用う、

　　補中益気湯
　　　黄芪蜜水炒　　揀參(かんじん)各八部　　白朮去油蘆　　當歸身酒洗、各一錢　　陳皮
　　甘草炙、各五分　　升麻　　柴胡各二分

右剉み、薑棗にて煎じ、空心に温服す。」

【参考】　明治《勿誤薬室方函》巻上

「醫王湯卽内外傷辨惑補中益気湯　脾胃乃ち傷み、勞役過度、元氣損耗し身熱頭痛、或いは渇して止らず、風寒に任えず、気高く喘するを治す、又發汗後二三日、脉洪(こう)、面赤、悪熱し、或いは下利二三行、舌上に有胎或いは無胎、

而して色欲なく、熱飲を喜び、食進み難し、重者は寝れず、問うに譫語妄言有り、眼目赤きを治す、

　　黄耆　甘草　人参　升麻　柴胡　橘皮　當歸　白朮

右八味、麥門五味子を加え、味麥益気湯と名ずく、又醫王合生脈と稱す、乾姜附子を加え、姜附益気湯と名ずく、芍藥茯苓を加え調中益気湯と名ずく。」

【参考】　明治《勿誤藥室方函口訣》巻上

「此方元來、東垣建中湯、十全大補湯、人参養栄湯などを差略して組立し方なれば、後世家にて種々の口訣あれども畢竟小柴胡湯の虚候を帯る者に用ゆべし、補中だの益気だの升提だのと云う名義に泥むべからず、其虚候と云ものは、第一手足倦怠、第二語言軽微、第三眼勢無力、第四口中生白沫、第五失食味、第六好熱物、第七當臍動悸、第八脉散大而無力等は、症の内一二症あれば、此方の目的となして用ゆ、其他、薛立齊が所謂飲食勞役而患瘧痢等証、因に脾胃虚而久不能愈だの、龔雲林の所謂気虚卒倒中風等症、因に内傷者だのと云う處に着眼して用ゆべし、前に述る通り少陽柴胡の部位にありて、内傷を兼る者に與れば間違なき也、故婦人男子共に虚労雑症に拘らず、此方を長服し効を得ることあり、婦人には最効あり、又諸痔脱肛の類、疲れ多き者に用ゆ、又此症にして煮たてたる熱物を好むは附子を加べし、何ほど渇すといえども附子苦しからず。」

補陽還五湯（ほようかんごとう）

【出典】　清《醫林改錯》下巻・癱痿論

「補陽還五湯　此の方半身不随、口眼喎斜、語言蹇澁、口角流涎、大便乾燥、小便頻数、遺尿不禁を治す、

　　黄耆四兩、生　歸尾二錢　赤芍錢半　地龍一錢、去土　川芎一錢　桃仁一錢　紅花一錢

水にて煎じ服す、

始め半身不随を得て、本方に依り防風一錢を加え、四五剤を服した後之を去る、先の患者之の言耳有る如きは、倶に黄耆を畏れる、只だ人の情に就いて遷るを得て、一二兩を用い、以後、漸く四兩に至る、微かに効に至る時、日

に兩剤を服し、八兩でなかろうか、兩剤を服し五六日、毎日仍お一剤を服す、已に病三兩個月の如きに、前醫は古方に遵い寒涼薬を過多に用い、附子四五錢を加え、風を散じる薬を過ぎて多く用ゆ如き、党参四五錢を加ゆ、若し未だ服さず則ち必ず加えず、此の法良善之方と雖も、然る病は久しく気太虧し、肩膀脱落二三指縫、骼膊曲がり而して搬して直らず、脚孤拐骨向きは外に倒れ、啞は言を一字能わず、皆之症愈ゆ能わず、愈ゆ能わずと雖も、常に服し加重せず病を保つ可し、若し此方を服し愈えた後、薬を断つ可からず、或いは三五日隔て一寸を吃し、或いは七八日に一寸を吃し、吃せずして將来、気厥之症を得るを恐れる、方内の黄耆何處所産を論ぜず、薬力は總て一様、皆用ゆ可し。」

― や ―

約陰丸（やくいんがん）

【出典】 明《景岳全書》巻之五十一德集・新方八陣・寒陣

「約陰丸　婦人血海熱有るを治す、経脉先来し或いは過多の者、或いは腎火を兼ね滯濁して止まらず、男婦大腸血熱便紅等の證に及ぶ、

　　當歸　白朮炒　芍薬酒炒　生地　茯苓　地楡　黄芩　白石脂醋煅焠

　　北五味　丹参　川続斷各等分

右末を為し、煉蜜丸を服す、火甚だしい者、倍の黄芩を用い、兼ねて肝腎之火甚だしき者、仍お知母、黄柏を各等分加える、大腸血熱便紅の者、黄連、防風各等分を加う。」

養精種玉湯（ようせいしゅぎょくとう）

【出典】 清《傳青主女科》上巻・種子・身痩不孕

「身痩不孕二十九

婦人身躯に痩怯有り、久しく孕育せず、男子と一交じわり、卽ち臥し病朝終わる、人は気虚之故と為すを以って、誰も血虚之故なりと知らず、或いは

血藏は肝と謂い、精は腎に於いて涵し、交感し乃ち腎之精を洩し、血虚の與うは何を與う、殊肝気開かずを知らず、則ち精は洩す能わず、腎精卽ち洩れ、則ち肝気亦た舒能わず、腎は肝之母と為すを以って、母卽ち精洩す、其の子を養うを以って分潤する能わず、則ち木燥し水乏する、而して火且鑠精を以って暗動し、則ち腎愈よ虚となす、況痩人火多し、而して復た其の精を洩し、則ち少し水を益し、而して火益して熾ん、水は火を制し難し、而して陰精空乏し、濟を以って無力、火は水上之卦に在りを成し、倦怠して臥の所以也、此等之婦、動火に偏り易やすく、然るに此の火貧慾に因りて、肝木之中に於いて出ずる、又た是の虚燥之火、眞火非ざるに絶える也、且つ交合せず已わり、交合又た偏り易く走洩す、此の陰虚火旺、受孕能わず、卽ち偶に爾受孕し、必ず男子之精乾き逼に致る、随ち種而して随いて之を消者有り、治法は大補腎水にして平肝木を必須とす、水旺則ち血旺し、血旺則ち火を消す、水は火上之卦に在り便を成す、方は養精種玉湯を用ゆ、

　　大熟地一兩、九蒸　当帰五錢、酒洗　白芍五錢、酒炒　山茱萸五錢、蒸熟

水で煎じ、三月服し身健やかに受孕するに便わる可し、種子を斷つ可し。」

― ら ―

六君子湯（りっくんしとう）

【出典】　明《醫學正傳》卷之三・呃逆引《局方》

「六君子湯《局方》　痰を挟み気虚し呃を發すを治す、

　　陳皮一錢　半夏一錢五分　茯苓一錢　甘草一錢　人参一錢　白朮一錢五分

　　右を細に切り、一服を作し、大棗二枚、生薑三片を加え、新しく汲水にて煎じ服す。」

【参考】　元《世医得効方》卷第五・大方脉雑醫科・脾胃・虚證

「四君子湯　脾胃不調し、不思飲食するを治す、

　　人参去蘆　甘草炙　白茯苓去皮　白朮去蘆各等分

　右剉散し、三錢を毎服す、水一盞にて、七分に煎じ至り、時に拘わらず服す、

一方に、橘紅を加え、異功散と名づく、又た方に、陳皮、半夏を加え、六君子湯と名づく、嘔吐には、藿香、縮砂を加え、泄瀉には、木香、肉蓯蓉を加う。」

【参考】　明《内科摘要》卷之上・各症方薬

「六君子湯　卽ち四君子湯に半夏、陳皮を加う、

脾胃虚弱し、飲食少思を治す、或いは急患瘧痢し、若し内熱を見る、或いは飲食化し難く酸を作り、乃ち虚火に属す、須からく炮薑を加え、其の功は甚しく速し。」

【参考】　明治《勿誤藥室方函》卷之上引《局方》

「六君子湯局方　脾胃虚弱し、飲食少思を治す、或いは久患瘧痢、若し内熱を覺え、或いは飲食化し難く酸を作り、虚火に属す者、

　　人参　蒼朮　茯苓　甘草　半夏　橘皮

右六味、一方に旋覆花を加え、隔証飲粒の全て口に入らずを治す、又た赤石脂を加え、吐清水の者を治す多くは気虚なり。」

【参考】　明治《勿誤藥室方函口訣》卷上

「六君子湯　此方は理中湯の變方にして、中気を扶け胃を開の効あり、故に老人脾胃虚弱にして痰あり、飲食を思わず、或大病後脾胃虚し、食味なき者に用ゆ、陳皮半夏胸中胃口の停飲を推し開く事一層力ありて、四君子湯に比すれば最活用有り、千金方半夏湯の類数方あれども、此方の平穏に如かず。」

龍胆瀉肝湯（りゅうたんしゃかんとう）

【出典】　清《醫方集解》瀉火之剤引《局方》

「龍胆瀉肝湯肝膽火《局方》　肝膽經の実火湿熱、脇痛耳聾し、膽益し口苦し、筋痿え陰に汗し、陰腫陰痛し、白濁溲血を治す、

　　龍胆草酒炒　黃芩炒　梔子酒炒　澤瀉　木通　車前子　当帰酒洗
　　生地黄酒炒　柴胡　甘草生用」

【参考】　清《醫宗金鑑》卷二十九・刪補名醫方論四

「龍胆瀉肝湯　脇痛口苦し、耳聾耳腫し、筋萎え陰湿し、熱痒陰腫し、白濁溲血を治す、

龍胆草酒炒　黄芩炒　梔子酒炒　澤瀉　木通　車前子　当帰酒洗　柴胡　甘草　生地黄酒炒」

龍胆瀉肝湯（りゅうたんしゃかんとう）

【出典】　明《保嬰撮要（ほえいさつよう）》巻之九・疝気

「龍胆瀉肝湯　肝経湿熱、両拘腫痛し、或いは腹中作痛し、或いは小便澀滯等症を治す、

　　龍胆酒拌炒黄　澤瀉各二兩　車前子炒　木通　生地黄酒拌　当帰酒拌

　　山梔子炒　黄芩炒　甘草各二分

右水煎し服す。」

【参考】　明治《勿誤藥室方函》巻之上引薛氏方

「龍胆瀉肝湯　肝経湿熱、玉莖、瘡を患い、或いは便毒、下疳、懸癰の腫痛、小便赤く渋滯し、陰嚢の腫痛するを治す、

　　龍胆一錢半　黄芩五分　澤瀉一錢半　梔子五分　車前子五分　木通五分

　　甘草五分　地黄五分

右九味、此の方は本《蘭室》及び《理例》に出ず、黄芩、梔子、甘草無く、柴胡あり、今通用に従う。」

【参考】　明治《勿誤藥室方函口訣》巻之上

「此方は肝経湿熱と云うが目的なれども、湿熱の治療に三等あり、湿熱上行して頭痛甚だしく、或いは目赤耳鳴者は、小柴胡加龍胆黄連に宜し、若し湿熱表に薫蒸して諸瘡を生ずる者は九味柴胡湯に宜し、若し下部に流注して下疳、毒淋、陰蝕瘡を生ずる者は此方の主なり、又主治に据りて囊癰、便毒、懸癰及び婦人陰瘤痒痛に用ゆ、皆熱に属する者に宜し、臭気者は奇良を加うべし。」

【主治】　肝胆実火上逆、脇痛口苦、目赤、耳聾、耳腫及頭痛等。肝経湿熱下注、小便淋濁、陰腫、陰痒、囊痛、婦女帯下等症。

両地黄湯（りょうじおうとう）

【出典】　清《傳青主女科》上巻・調經・経水先期

「又た経来して先期有り、只だ一二點の者、人の血熱の極みを為すを以って也、誰も腎中の火旺にて陰水虧(か)けるを知らず、夫れ先期の来と同じくして、何を以って虚実の異を分ける、蓋(けだ)し婦人の経、最も調うに難し、苟(いやしく)も細微を分別せず、有効克つ鮮(すく)ない薬を用ゆ、先期の者、冲の火気、多くは寡(すく)ない者、水気の驗(しるし)にて、故に先期し来多の者、火熱して水餘り有る也、先期して来少なき者、火熱して水不足するなり、倘お一見して先期の来は、餘りの熱が有ると為すを以ってに似て、但(た)だし火を泄らし水を補わず、或いは水火両(とも)に之を泄らし、其の病の者増えて更えずに有り、治の法は泄火を必ずせず、只だ専ら水を補い、水既に足りて、火自ら消える、亦た既に濟之道也、方は両地黄湯を用ゆ、

　　大地黄一兩、酒炒　元参一兩　白芍薬五錢、酒炒　麦門五錢　地骨皮三錢
　　阿膠三錢

水にて煎じ服す、四剤にて経は調う。」

羚角釣藤湯（れいかくちょうとうとう）

【出典】　清《重訂通俗傷寒論》

「羚角釣藤湯方

　　羚羊角　桑葉　貝母　生地黄　釣藤　菊花　茯神　白芍　生甘草　淡竹茹

肝は筋を蔵して筋を主る、およそ肝風上翔すれば、証は必ず頭暈頭痛し、耳鳴り心悸し、手足は躁擾し、甚だしければすなわち瘈瘲し、狂乱痙厥す、それと孕婦の子癇、産後驚風は、病みな危険なり、故に羚・藤・桑・菊をもって熄風定痙し君となし、川貝をもって臣としよく風痰を治す、茯神木は専(もっぱ)ら肝風を平す、ただし火旺すれば風生じ、風は火勢を助け、最も血液を劫傷しやすし、ことに必ず芍・甘・鮮地をもって佐とし、酸甘化陰し、血液を滋してもって肝急を緩む、竹茹をもって使とするは、竹の脈絡をもって、人の脈絡を通ずるにすぎず、これ涼肝熄風、増液舒筋の良方たり、然(しか)るにただ通便する者、ただ甘鹹清鎮、酸泄清通を用いて、始めてよく奏効す、もし便閉す

れば、必ず犀連承気を須い、急ぎ肝火を瀉するをもって熄風し、庶の俄傾に危うきを救うべし。」

【主治】 肝熱生風証

【攻効】 涼肝熄風、増液舒筋。

用語解説

〔あ〕

穢臭(あいしゅう)：汚らしい臭い　くさい臭い

噫気(いき)：ゲップ　同意）噯気(あいき)

　　　　穢：けがれ、けがれる、けがらわしい

萎黄(いおう)：くすんだ暗い黄色

畏寒(いかん)：寒がる。寒さを嫌がる。冷えをおそれる。

易怒(いど)：ちょっとしたことで怒りやすい

隠痛(いんつう)：鈍痛(どんつう)　にぶく重苦しい痛み

延后(えんご)：遅延する　同意）経行延期、経行衍期(えんき)、経行後期

嘔悪(おうお)：ムカムカ吐き気があって気持ち悪い様

嘔吐(おうと)：嘔は有声無物　吐は無声有物

悪心(おしん)：吐き気のこと　同意）泛悪(はんお)

悪露(おろ)：産後に陰道から排出される汚濁した敗血。この液体は、血と粘液が含まれていて、小さな血塊が混じった紫紅色から始まり、次第に暗紅色の液体を排出し、普通は二週間ほどで無くなる。

〔か〕

晦暗(かいあん)：晦くらい　暗くらい、くらがり　同意）晦黯　黯くろい

角弓反張(かっきゅうはんちょう)：エビぞりになる

牙關緊閉(がかんきんぺい)：歯を食いしばり開かない

顴紅(かんこう)：頬骨周辺が紅い　同意）顴赤

寒戦(かんせん)：寒気がして身体が震顫すること。振寒、戦慄(せんりつ)ともいう。

脘腹（かんぷく）：胃脘部と腹部　脘は管の意味
眼瞼（がんけん）：まぶた
眼眶（がんきょう）：目の周り
喜按（きあん）：虚證の辨証　疼痛部位を擦りたい、思わず手がいく、手を当てると痛みが和らぐ様
気粗（きそ）：呼吸が荒い
気短（きたん）：息切れ
喜暖（きだん）：患部を温めると気持ちよい。温めると疼痛が緩解する。
稀薄（きはく）：うすい様　対）濃厚

　　　　稀：粘りが少ない。水分が多い　対）稠

　　　　薄：うすい、淡白

起伏（きふく）：高くなったり、低くなったり
拒按（きょあん）：実証の辨証　疼痛患部に手が行かない、触れたくない、触れると痛みが悪化する様
胸悶（きょうもん）：胸がもだえ苦しむ様
空痛（くうつう）：空虚感を伴う痛み
空墜（くうつい）：空っぽで墜落するような感じ　対）重墜
欠佳（けっか）：今ひとつ良くない
血塊（けっかい）：経血に混在するレバー状のかたまり
厥（けつ）：①気が下部より上部に逆行すること。通常は腹部より胸部に逆行することを指し、多くは寒邪である。②突然昏暈して人事不省になること。③肢体や手足の逆冷のことで、同時に昏厥の状況も見られる。
牽引（けんいん）：引っ張られる様な
絞痛（こうつう）：絞られる様な痛み　同意）疞痛（こうつう）
甲錯（こうさく）：皮膚甲錯：皮膚が鮫肌のような状態。瘀血に特有の症状。
皎白（こうはく）：綺麗な白色。真っ白な。白く輝く。
骨蒸（こつじょう）：骨蒸労熱の事。骨とは深層部の意味、蒸とは重薫の意味。陰虚潮熱の熱気が裏から誘発するように出ること。この熱型は、常に盗汗も伴う。
昏迷（こんめい）：心が乱れまどう

〔さ〕

酸楚（さんそ）：重だるく痛み、辛く苦しい
酸軟（さんなん）：腰膝酸軟は、腎虚症候群の一症。足腰が疲れやすい状態。同意）腰膝酸楚、腰腿
酸痛（さんつう）：だるさを伴う痛み
竄痛（ざんつう）：移動性の疼痛、遊走性疼痛
嗜臥（しが）：横になっていたい
肢倦（しけん）：手足がくたびれる
歯痕（しこん）：舌の歯形のこと
肢腫（ししゅ）：四肢浮腫
刺痛（しつう）：錐でさすような痛み。多くは瘀血による疼痛の表現。
矢気（しき）：おなら　同意）失気（しっき）
嗜眠（しみん）：ねむたい
重着（じゅうちゃく）：着痺のこと。湿痺ともいう。湿性の粘膩で滞着して起こる。
重痛（じゅうつう）：重さを伴う痛み
消瘦（しょうそう）：やせる、やつれる　対）肥胖
小腹（しょうふく）：臍から下、下腹全体、下腹部の中心部
少腹（しょうふく）：鼠蹊部、下腹部の両側
肢冷（しれい）：四肢冷のこと。手足が冷える。
神識（しんしき）：意識　神識昏迷：声をかけても分からない
神倦（しんけん）：精神的にぐったりする

　　　倦：ぐったりする

　　　神疲：精神的につかれる

人事不省（じんじふしょう）：まったく知覚や意識を失うこと。重病や重傷などで意識不明になり、昏睡状態になること。人事：人のなしうることの意。不省：わきまえない、かえりみない意。
身重（しんじゅう）：身体沈重のこと　身体が重く感じ、だるい様
心煩（しんぱん）：胸苦しく、吐き気がする。心中が煩悶する。
神疲（しんぴ）：精神的につかれる

清稀：清らかでサラサラしている
掣痛：引きつれる様な痛み。引っ張られる様な痛み。
清涕：サラサラとした無色透明の鼻水
蒼白：青白い
痩嫩：やせていて、やわらかい

〔た〕

唾血：つばを吐くときに混じる血を指す。咳嗽唾血：咳嗽して痰に混じる血や唾液に混じる血。

太息：ため息

多寐：一日中ねむたい。寝ても寝てもねむたい。

痰鳴：咽喉で痰の音がゴロゴロ聞こえる

抽搐：引きつる

潮紅：潮が満ちるように紅くなる様

潮熱：潮が満ちるように熱くなる様

脹痛：脹った感じや膨張感を伴う痛み

墜脹：下に墜落するようにして張る

盗汗：寝汗　夜間、寝入ってから自覚無しに汗が出て、目が覚めるとすぐに止まる症状。陰虚の症候群の一症　対）自汗：気虚の症候群の一症

〔な〕

粘膩：ベタベタとして汚らしい様　膩：垢　汚れ　ネバネバ

粘稠：粘り気があって密度が高い様

　　　粘：黏　ねばる　ねばりけがある

　　　稠：密度が濃い　稠密な

納呆：胃の収納機能が停滞すること。胃呆ともいう。

　　　胃納呆滞とは、食欲はないのに常に膨満感があるもの。

〔は〕

拍動痛：瘀血によく発生する疼痛。脈を打つ様に痛む様。

煩躁：胸中が煩熱していらだつことを煩といい、手足をばたつかせて落ち着か
　　　ないことを躁という。煩と躁は併称されるが、虚熱寒熱の違いがある。
　　　一般に煩により躁が現れるものを煩躁という。

煩熱：わずらわしく熱い様

泛悪：吐き気のこと　同意）悪心

疲倦：（休息や睡眠が不足して）くたびれて元気がない、くたびれてねむたい

肥胖：肥満のこと　対）消痩

鼻鼽：鼻炎の症状。鼻水を垂らし、くしゃみが出る。

不寧：安らかでない

　　　夜寐不寧：ぐっすり眠れない。気持ちよく眠れない。

不寐：眠れない

不舒：伸びやかでない　精神不舒　肝鬱不舒

不暢：滞り伸びやかでない

　　　暢気：のんき

偏小：片方にかたよっていて小さい

便溏：軟便

遍身：全身

崩漏：月経中でもないのに、陰道内より大量の出血があること。または、出血
　　　が続き淋漓として絶えない病症。崩中：出血量が多く急激に発症するも
　　　の　漏下：ポタポタとしたたり止まらないもの

〔ま〕

麻木：運動麻痺、しびれの強いもの

無華：色ツヤがない

面垢：顔に垢が多い

面色：顔色

用語解説　221

面浮(めんふ)：顔面浮腫
綿綿(めんめん)：継続している様
　　綿綿不尽：継続して尽きない
目花(もっか)：かすみ目、視覚がぼんやりすること
　　頭暈目花：めまいがして、目がかすむ

〔や〕
腰酸(ようさん)：腰膝酸軟のこと
抑鬱(よくうつ)：肝気鬱結によって肝の条達が失われ、精神抑鬱が現れる
　　鬱：情志不舒や気機鬱結によって引き起こされる病症のこと

〔ら〕
懶言(らんげん)：話すのがおっくう
淋漓(りんり)：水、汗、血のしたたるさま
瀝(れき)　：したたる
肋脹(ろくちょう)：脇肋部が張って苦しい様

〔わ〕

[主編者略歴]

吉富 博樹（よしとみ・ひろき）

1967年　熊本県水俣市生まれ
1989年　薬剤師免許取得
1992年　水俣市に吉富薬局を開局
1998年　中医学を菅野宏信先生に師事
2006年　国際中医師取得
2005年　上海中医薬大学付属曙光医院にて臨床研修を開始、
　　　　現在に至る。
主な所属：一般社団法人 水俣芦北薬剤師会会長
　　　　　水俣芦北中醫學研究會主宰
　　　　　春林軒中醫學研究會主宰
　　　　　世界中医薬学会連合会 乳腺病専業委員会理事
特　許：ドライアイ治療生薬組成物　特許第5045968号
　　　　共同発明者 緒方真治
著　書：『自然治癒力とは、』（青山ライフ出版）
　　　　『読んで好きになる 漢方薬の話』（たにぐち書店）
　　　　『続・読んで好きになる 漢方薬の話』（たにぐち書店）
　　　　『中医診断学基礎』（たにぐち書店）
連絡先：吉富薬局　熊本県水俣市陣内1-4-8
でんわ：0966-62-0948

[カバー装丁]

今村 悠乃（いまむら・ゆの）

熊本在住　漫画家　イラストレーター

中医婦科学基礎

2019年8月5日　第1刷発行

主　編　吉富 博樹
発行者　谷口 直良
発行所　㈱たにぐち書店
　　　　〒171-0014　東京都豊島区池袋2-68-10
　　　　TEL. 03-3980-5536　FAX. 03-3590-3630
　　　　たにぐち書店.com

落丁・乱丁本はお取替えいたします。